任之堂悟道中医丛书

任之堂
医案讲习录
（第❷版）

董雪峰
张　宇
编著

全国百佳图书出版单位
中国中医药出版社
·北　京·

U0134235

图书在版编目（CIP）数据

任之堂医案讲习录 / 董雪峰，张宇编著 . — 2 版 . —北京：中国中医药出版社，2023.10

（任之堂悟道中医丛书）

ISBN 978-7-5132-8400-4

Ⅰ．①任…　Ⅱ．①董…　②张…　Ⅲ．①医案—汇编—中国—现代

Ⅳ．① R249.7

中国国家版本馆 CIP 数据核字（2023）第 183105 号

中国中医药出版社出版

北京经济技术开发区科创十三街 31 号院二区 8 号楼

邮政编码　100176

传真　010-64405721

三河市同力彩印有限公司印刷

各地新华书店经销

开本 710×1000　1/16　印张 11.25　字数 179 千字

2023 年 10 月第 2 版　2023 年 10 月第 1 次印刷

书号　ISBN 978-7-5132-8400-4

定价　49.00 元

网址　www.cptcm.com

服 务 热 线　010-64405510

购 书 热 线　010-89535836

维 权 打 假　010-64405753

微信服务号　zgzyycbs

微商城网址　https://kdt.im/LIdUGr

官 方 微 博　http://e.weibo.com/cptcm

天猫旗舰店网址　https://zgzyycbs.tmall.com

如有印装质量问题请与本社出版部联系（010-64405510）

出版说明

　　学习中医不易，然而学好中医自有其关窍：一为熟读经典。读书百遍，其义自见。只有熟到将中医经典内化成自己的知识和思想，到临床时方能信手拈来，应用自如。二是早临床，多临床。只有通过临床实践才能体会中医如何认识疾病、如何治疗疾病、如何取效。三是多思考，多体悟。学习中医需要悟性。悟性为何？悟性是指对事物的感知力、思考力、洞察力，主要指对事物的理解能力和分析能力。悟性并非完全由先天禀赋所定，后天的培养也非常重要。怎样才能学好中医，开启学习中医的悟性？本套"任之堂悟道中医丛书"试图从经典、临床和思悟等几方面为大家打开思路，提供一点灵感和启迪。

　　余浩，网名任之堂主人，自幼随祖辈学医，后就读于湖北中医药大学（原湖北中医学院），毕业后扎根基层，访名师，参道学，将中国古典哲学融入中医理论之中，创立阴阳九针等新疗法，用于治疗各种疑难杂症，颇有心得。余浩在湖北十堰创立任之堂中医门诊部，每天坐诊看病，边临床，边带徒，教学相长，在多年的传统中医带教过程中，他和弟子将对中医的体悟、学习的收获记录成册，陆续出版了多本任之堂系列图书，受到广大读者的好评。此次我们选择其中的《任之堂医经心悟记——医门话头参究》《任之堂医理悟真记》《任之堂师徒问答录》《任之堂医案讲习录》《任之堂学药记——当民间中医遇到神农传人》《万病之源——任之堂解说不可不知的养生误区》六本著作进行修订再版，作为本套丛书的第一辑。

本套丛书的第二辑包括《任之堂临床中药心悟1》《任之堂临床中药心悟2》《任之堂古中医学启蒙》《任之堂道医脉法传真》《养生之本精气神——任之堂道医养生法》，此五本著作为首次出版，是任之堂主人余浩近年的最新力作。

希望本套丛书能够成为大家学习、体悟中医道路上的良师益友。

出版者
2023 年 9 月

自序

　　我在任之堂学习期间，由于先天资质愚钝，接受知识和领悟医理都比别人慢一拍，所以，当别人都在突飞猛进的时候，我却在默默地收集病案，通过对病案的整理，反复地咀嚼思考，一点一点取得进步。这期间承蒙余浩老师关照指点，每逢比较典型的病例，老师都会专门告知我。每当我遇到疑难，老师都会认真负责地解答。此即所谓传道解惑，为人师表也。

　　在收集整理医案的时候，通过不断地深入接触各种各样的患者，我发现，人之所以得病，表面上跟生活习惯关系很大，但归根结底，还是由于人内心修养导致的。比如说，很多人爱吃水果，他们认为水果能补充维生素、补充营养，还能美容、减肥。这看上去是一种个人的认知，但是对于那些嗜好水果的人来说，之所以终日水果不离手，根本原因是其内心不能常清净，心胃之间常有虚烦火气干扰，因此，对味甘而性凉的水果就会产生嗜好。对于这种患者，如果内心的修养不提高的话，即使听了医生的话，少吃水果了，以后也一样会找到其他寒凉的东西来代替。又比如说，现在多见的气血上亢的患者，表面上和熬夜、劳累、爱吃辛辣等生活习惯有关，但归根结底，还是因为太过迷恋外在的物质世界，精神不能内守导致。可见，很多时候，人的疾病多是由内心不静而导致。祸福无门，唯人自招！如果人心能常清净，哪来的那么多病痛！我愿天下病苦人皆知此理，与其东奔西跑求医求药，不如先求一颗平静的内心。

　　本书中病例完全真实地来源于余浩老师日常诊治的患者，每个病例都有真实病案资料可查，基本上体现了老师诊治疾病的思路和我个人思考的过程。但由于本人水平有限，错漏之处难免，希望广大读者能提出宝贵意见。

如今我在深圳和广州两地行医，但却难忘在任之堂学习的日子。借此机会，向悉心指导我的余浩老师，无私帮助我的深圳的董涛医生、河北保定的黄云龙医生以及重庆的曾贤杨医生等人，一并致以真心的感谢。

董雪峰
2023 年 5 月

编写说明

本书是对余浩老师日常诊治的部分病案的整理。全书分为七讲，主要对腰腿痛、失眠、皮肤痒疹、怕冷、脾胃疾病、眼睛干痛等的诊治进行了详细的剖析和总结。

作为一个过来人，我深知初入临床的中医工作者，往往是四诊完毕后，却不知该如何处方治疗。这主要是因为经验不足，对理论掌握不够，对问出来的症状、把出来的脉象，都不知道该如何解读。或者是知道某方能治疗某病，但是却不知为何。因此书中的每个病案，都力求把患者的症状、体征和脉象结合起来进行分析。把症状和脉象背后的本质解释清楚后，再解读处方，为什么用这个方，为什么用这味药。这样，展示给大家的就不仅仅是一个医案，更主要的是一种临床思维模式，通过对脉诊的把握和症状的解读，加上对方药的熟悉，理法方药通达后，就犹如在临床中插上了翅膀，能够自由地飞翔。这样经过临床的反复锤炼之后，即使症状再复杂、再稀奇，都能知道如何分析处理，最后才能真正地走上大医之路。

董雪峰

2023 年 5 月

目 录

第一讲

腰腿痛

中药治疗腰腿关节疼痛效果比较好，再配合老师独创的余氏阴阳九针，鲜见疗效不佳者。

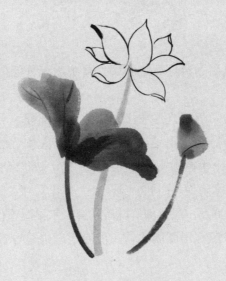

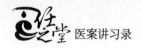

一、双手掌关节肿痛（肾虚水逆）

基本情况　李某，男，35 岁，十堰人。

主诉　双手掌关节僵肿麻痛反复 6 年，加重 1 年。

病史　患者住所比较潮湿，年轻时经常运动，爱打羽毛球、踢足球，有双腕关节损伤史。素有运动后身热大汗出，随即喝冷饮、洗冷水澡的习惯。以往吃海鲜及水果甚多。2008 年患者开始出现双手掌关节僵硬肿胀，疼痛伴麻木感，症状以晨起时明显。曾在西医院就诊，诊断为风湿性关节炎，予西药口服，症状可以缓解，但停药后即复发。近 1 年来，患者症状加重，遂于 2014 年 4 月 22 日前来任之堂就诊。

现症　双手手掌关节肿胀膨大，僵硬，麻木，握拳困难，伴疼痛，无皮肤瘙痒。晨起症状加重，中午以后逐渐减轻。胃纳可，胃无不适，大便日一行，通畅，小便频数。素怕风怕冷，受风则症状加重。平时手心易出汗，脚底常潮湿。睡眠一般，常凌晨 4 点醒。

舌象　舌质淡红，舌苔偏白。

脉象　双手脉上越。双寸关脉浮弦大，取之有力，按之弱；双尺脉沉细弱。

手诊　双手十指指甲颜色淡白，月牙小而少。指背可见青筋紫暗。

处方

川牛膝 30 克	车前子 12 克 (包)	熟附子 10 克	肉桂 5 克 (后下)
熟地黄 30 克	怀山药 20 克	山茱萸 15 克	茯苓 10 克
枳壳 10 克	桔梗 10 克	木香 20 克	乌梢蛇 40 克
五味子 5 克	泽泻 10 克	牡丹皮 10 克	鸡矢藤 40 克

2 剂

分析　此案病机当为肾虚气逆不降，肾中水湿外泛，膀胱经有寒，督脉不通。

双手脉上越，提示气机亢逆于上；双尺脉沉细弱，十指月牙小而少，提示肾虚气化无力，督脉阳气不足；手指指背对应人体背部，为足太阳膀胱经和督脉走行之处，十个手指指背都青筋紫暗，提示膀胱经有寒，督脉不通；肾虚水气不化，肾中浊水随逆气由膀胱经上泛，故见双寸关脉浮取弦大，按之却弱。患者平素爱吃海鲜及水果，海鲜味咸伤肾，水果湿重伤阳，为发病埋下了隐患；常常运动后身热汗出即喝冷饮、洗冷水澡则是导致疾病发生的主要原因。因为人运动身热汗出后，脏腑经络宣通，人体向外通道大开，因运动而引发的阳气得以向外随汗出而宣透，但要知道此时向里的通道同样是大开的，此时喝冷饮、洗冷水澡，寒水之气直透骨髓，日久肾阳损伤，无力克制寒水，则寒水之气留于肾，流于骨髓，从而导致各种风湿、骨痛、顽癣等疑难杂症的发生。《金匮要略·中风历节病脉证并治》云，"寸口脉沉而弱，沉即主骨，弱即主筋，沉即为肾，弱即为肝，汗出入水中，如水伤心，历节黄汗出，故曰历节"，指出如肝肾不足，汗出后马上接触冷水，会导致骨节肿痛。所以，我们在日常生活中，大热出汗之后，不可立即洗冷水澡、喝冷饮，图一时之快，否则会后患无穷。电视上经常播放这样的饮料广告，几个年轻人运动后，马上来一瓶冰冻饮料，谓之冰爽，这种行为看上去好像充满青春活力，其实后患无穷。肾主骨，患者肾气虚，不能温化寒水，肾中水气随逆气上行，积于手掌骨关节，故见肿胀僵硬；阻碍气血经络，故见麻木疼痛；患者无疹痒等皮肤症状，提示寒水不在肺经；无便溏便黏等症状，说明寒水不在脾经。早晨人体气化由阴转阳，水气随之外发，故而症状加重；午后气化由阳转阴，水气随之内收敛降，故而症状减轻，这也是肾虚水湿外泛的一个重要特征。

看到这里，也许有的人就会问了，既然是水湿上越，可否顺势而为，用发汗的方法将水湿从体表外泄呢？

答案是不行的。因为这种水气上越是由于下焦元气不足，收敛无力导致的，和外邪袭表导致的气机外浮不一样。此水乃为肾中之水，若泄此水，则无异于泄肾气，所以正确的办法是将其收敛，归于肾中，一则水气下降，症状减轻；二则水气下降到肾中后通过附子和肉桂的温化，还能被重新利用，不会被浪费掉。

《伤寒论》云："阳盛阴虚，汗之则死，下之则愈。"其中"阳"广义而言为上为表为气盛，"阴"广义而言为下为里为气弱，"汗"则指升发气机，发越阳气，而非独指"发表出汗"而言，"下"则指降下逆气，导阳入阴，而非独指"通下大便"而言。明确指出气亢逆于上而不足于下者，治不可发越阳气，而应敛降逆气。这也是本医案用方的主要指导思想。

所以治疗以济生肾气丸打底降逆气，温养肾气。济生肾气丸由川牛膝、车前子、附子、肉桂、茯苓、泽泻、牡丹皮、怀山药、熟地黄、山茱萸组成。原方出自宋代《济生方》，为治疗肾气虚水气不化导致的小便异常或水肿等的代表方。

老师在方中加大川牛膝用量，引逆气下归于肾；其中泽泻、车前子泄其浊，熟地黄、山药、山茱萸补其精，肉桂、熟附子暖肾温阳，蒸化水气。然后再以乌梢蛇通行督脉，引清气从督脉上行。督脉是人体阳气的一个大主干，其两旁分列五脏六腑各个俞穴，代表着阳气灌注人体的各个出发点。督脉阳气一旦通畅，人体五脏六腑、四肢百骸都能得到温养，因此，温通督脉是治疗各种风湿骨痛病证的重要手段之一。方中加五味子加强敛降之力；加桔梗、枳壳、木香开通中上两焦，打开气机下行的通道；加大量鸡矢藤，因其为藤类，能通行经络关节，且长于治疗肠积，能助泄浊。

4月25日患者复诊，诉手指关节肿胀基本消退，手能握拳，晨起亦无手僵，手也无麻木了。

评注

本病例关键点除应用通督脉思路外，还在于依靠脉诊辨证。从患者双手脉上越，双尺脉不足，可知病机是精亏于下，浊泛于上，像这类"阳盛阴虚"证型的风湿骨痛类疾病，如果大量使用羌活、独活、川乌、草乌、威灵仙等一些辛燥走窜发散的药物，可能会因为湿随风去，经络得通，而能取得暂时的疗效。但由于这些药物发越气机，耗伤阴精，使得精亏气越进一步加重，则必然会导致病情的反复和加重。

肾与膀胱相表里。肾气不足，寒水之气从膀胱经上越，就会导致各种水气病的发生，此时，只需将肾气补足，水气自然能敛藏，症状就能缓解。所以我们在临床上，但凡见双手脉上越，双尺脉不足，同时伴有水气为患的关节肿痛，肩颈、腰背僵痛，小便异常，水肿等，都可用济生肾气丸为主加减治疗。

二、肩背酸痛（肾虚水逆）

基本情况 孙某，男，42岁，十堰人。

主诉 双肩腰背酸痛反复2个月。

病史 患者平素喜欢饮酒，怕风畏寒，且出汗多，以上半身较明显。6月份开始出现肩背部酸痛，以晨起时较明显。遂于8月23日来诊。

现症 肩膀腰背部疼痛，早上较明显，出汗后可减轻，伴腰酸，喝酒多时则第二天加重。胃纳可，稍觉胃胀，时有打嗝。睡眠正常，大便正常，小便少而黄。

舌象 舌淡胖，舌边尖红，舌下静脉曲张。

脉象 右寸浮弦而大，右关软，右尺沉。左寸不畅，左关郁滑，左尺极沉细。脉整体双侧上越。

手诊 手指背面可见青筋。

处方 桑叶 20克　　川牛膝 20克　　乌梢蛇 30克　　肉桂 5克（后下）

附子 10克　　车前子 10克（包）　　熟地黄 30克　　山药 30克

苏叶 5克　　山茱萸 10克　　牡丹皮 8克　　茯苓 20克

泽泻 10克　　3剂

分析 此案病机当为肾虚气逆，水湿上泛，与风邪相搏结。

患者双手脉上越，双尺脉沉，提示肾虚固摄失职，气机上逆不降；左寸脉不畅，结合手指背面青筋，提示膀胱经有寒，督脉不畅；右寸脉浮弦而大，结合舌边尖红，提示上焦风邪与上逆的水气相搏结，日久化热。督脉不畅，肩背及腰部阳气不足，肾虚肾中寒水随膀胱经上犯，与风邪相结，故见肩部及腰背部疼痛；腰为肾之腑，肾虚精气不足，故见腰酸；早上阳气尚未充盛，而水湿之气随少阳升发之气上溢，故而症状早上明显；出汗后风邪与水湿能随之外散，故而汗后症状可减轻；酒为湿热之品，性走窜上行，喝酒后身体水湿加重，气机上逆也加重，因此喝酒会导致症状加重；气逆肺胃之气不降，故而时有胃胀打嗝；肾虚膀胱气化无力，故见小便少。

方中以济生肾气丸为主，既能补肾中阴精，益肾中阳气，又能导逆气下行；加少许苏叶配合桑叶宣通肺表，疏散肺经风热。上焦毛孔打开，则有利

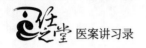

于逆气下行，有提壶揭盖之妙用；加乌梢蛇升阳气，散膀胱经寒湿，通督脉阳气。

8月27日电话随访，患者诉肩背酸痛及晨起头汗均明显好转。

评注

这个病案和前一病案很相似。病机和治疗思路都一样。两者病机都是肾虚水湿上泛，治疗都以济生肾气丸为主方。也许有的人会问：既然病机都一样，那么症状怎么不一样呢？这个问题，我们的老祖先早就给出了答案。《黄帝内经》云："邪之所凑，其气必虚。"指出人体正气不足之处，就是邪气容易侵犯的地方。前案患者因为经常运动打球损伤腕关节，导致手腕处经络不通，阳气输布不足，因此水湿邪气就会侵犯手腕这个正气相对空虚的地方。同样，本病例患者因为督脉不畅，腰背部阳气输布不足，外感寒湿邪气就会循着膀胱经入侵，留于肩背，与内生水湿合而为患。由此可知，即使病机是完全一样的，患者的症状表现也有可能大相径庭。这个时候，只要我们抓住病机，针对病机用药就错不了。

三、腕关节疼痛（气滞阳郁证及湿阻阳郁）

基本情况 刘某，女，42岁，江西人。

主诉 双侧腕关节尺骨头处疼痛4年余。

病史 患者2010年产后2个月开始出现右手食指疼痛，逐渐发展到右手手掌、手指关节及四肢关节疼痛。痛处无发热，伴肿胀发僵，晨起时较重，中午以后逐渐减轻。患者四处求医，花费甚巨。医院诊断为类风湿关节炎，予以西药口服，症状好转，但停药后复发。后用各种理疗方法治疗，四肢关节疼痛减轻，唯有双侧腕部尺骨头处仍有僵硬肿痛。遂于6月26日前来就诊。

现症 双侧腕部尺骨头处疼痛，晨起加重伴有僵肿，午后减轻，用力时加重。睡眠差，入睡难，且阴梦多（梦见过世的人），常心烦，易气短，手脚发冷，但手掌发红，身上不冷。平时月经前小腹痛，且月经量少。

舌象 舌体瘦，舌边红。

脉象 双手脉上越。双寸脉浮软，左寸脉沉取不畅。双关脉郁，弦而有力。双尺脉弱。

处方 柴胡 12克　枳实 20克　白芍 20克　炙甘草 10克

人参 10克　龙骨 20克　牡蛎 20克　鸡血藤 30克

3剂

分析 此案病机当为肝郁气滞，阳气不宣；肾虚气机上越，水湿随之上溢。

双手脉上越，结合双尺脉弱，提示肾虚气机上越；双寸脉浮软，提示水湿上泛；左寸沉取不畅，双关脉郁，弦而有力，结合舌边红，手脚凉但身不冷，提示肝郁阳气不能宣达，阳气郁闭中焦化热。肾虚不固，寒水之气上犯，加之阳郁，阳气不能宣发到达手上，因此出现肿痛僵硬。气逆不降，故入睡难；肝经气机郁滞，使得肝气无法将阳气输送到四肢末端，所以出现四肢冷，但身上不冷。阳气不宣，郁而化热，郁热在里则入于心，故心烦。

治疗思路以四逆散为底疏肝宣阳。四逆散出自《伤寒论·辨少阴病脉证并治》："少阴病，四逆，其人或咳，或悸，或小便不利，或腹中痛，或泄利下重者，四逆散主之。"临床上我们主要用于少阴少阳枢机不利，阳气被郁，不能输布到达四肢末端而导致的四肢逆冷证。

四逆散中枳实，以实治实，将郁结的气机冲开下泄。这枳实它功效非凡。《神农本草经》谓其"味苦，寒。主大风在皮肤中，如麻豆苦痒，除寒热结，止痢，长肌肉。利五脏"。《本草衍义》谓其"小则其性酷而速，大则其性和而缓。故张仲景治伤寒仓卒之病，承气汤中用枳实，此其意也，皆取其疏通决泄、破结实之义"。所以，枳实在《伤寒论》和《金匮要略》中广泛应用于各种邪气结聚的病证。如《金匮要略·水气病脉证治》云："心下坚，大如盘，边如旋盘，水饮所作，枳术汤主之。"用枳实开水气之聚结。《金匮要略·胸痹心痛短气病脉证治》云："胸痹，心中痞，留气结在

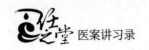

胸，胸满，胁下逆抢心，枳实薤白桂枝汤主之。"用枳实开寒痰之结。《伤寒论·辨阳明病脉证并治》云："阳明病脉迟，虽汗出，不恶寒者，其身必重，短气腹满而喘，有潮热者，此外欲解，可攻里也。手足濈然汗出者，此大便已硬也，大承气汤主之。"用枳实破阳明腑气之实。方中柴胡疏发肝气，推动肝气运行，柴胡与枳实两者一升一降，形成升降循环。肝为刚脏，肝气郁滞无法将阳气送达目的地，就会郁而化热，郁热日久就会伤及肝阴。四逆散中白芍、甘草，一则能缓肝之急，并能制约枳实开破之力；二则能养阴以制郁热。

因为患者双尺脉弱，肾气固摄无力，故加龙骨、牡蛎用于收敛肾气，导逆气下行。用人参者，因其与龙骨、牡蛎同用，补益之力能下行而大补肾气。加鸡血藤活血通络。

或许有的人会问，这个患者双脉上越，双寸脉软，双尺脉不足，同时见有关节肿痛，说明肾虚太阳膀胱寒水上泛，这种情况为什么不用济生肾气丸呢？

这是因为，患者双关脉郁，阳气不能宣达，同时又见手冷，舌红，说明是以四逆散证为主要矛盾。这时只要把郁气解除，阳气能宣达，水气自然能得到温化。而且，患者双关脉郁，说明中焦气郁。如果中焦气郁不解除，即使用济生肾气丸，上焦的水气也是降不下来的。硬要降的话，反而有可能会导致症状加重。

二诊 6月29日患者复诊，诉腕骨处疼痛减轻。

处方	柴胡_{12克}	枳实_{20克}	白芍_{20克}	炙甘草_{10克}
	人参_{10克}	龙骨_{20克}	牡蛎_{20克}	鸡血藤_{30克}
	木香_{20克}	郁金_{15克}	3剂	

分析 症状减轻，提示治疗思路正确。加木香理脾胃三焦气机，加郁金行气活血，理肝气之郁。

7月初电话随访，患者诉服药后，腕关节疼痛已经痊愈。然后患者就回海南老家去了。但是7月底的时候，患者不小心感冒，引起手腕疼痛再次发作，在当地治疗，感冒康复后，手腕疼痛却没有减轻。于是患者回任之堂就诊。刚开始的时候，按一诊原方吃药，但是没有效果，后来改用济生肾气丸降气补肾，加狗脊、乌梢蛇、蜈蚣通督脉升阳气，效果也不明显。老师思考再三后，以当归拈痛汤为底方治疗。

处方　忍冬藤 20克　　防风 10克　　防己 10克　　羌活 10克（后下）

　　　　升麻 5克　　　葛根 20克　　白术 15克　　苍术 10克

　　　　当归尾 15克　　茵陈 10克　　黄芩 12克　　知母 10克

　　　　苦参 5克　　　泽泻 10克　　猪苓 10克　　党参 20克

　　　　甘草 8克　　　**3剂**

3天后，患者复诊，高兴地告诉我们，吃了2剂药手腕就不痛了。

评注

　　这个患者是阳郁不能宣达及肾虚水气上越同时为患导致发病。第一次就诊的时候以肝郁阳气不宣为主要矛盾，所以治疗以四逆散为主。临床上但凡见手掌是红，但是摸上去却明显发凉，舌质红，左关脉郁而弦，右手寸关脉偏上越，左手寸脉不畅，这就说明存在着肝郁阳气不宣，郁而化热，这个时候就可以用四逆散。

　　患者第二次发病地点是在海南，那里湿热之气偏重。而且时间是七八月，进入了夏末时节，是一年之中水湿之气最重的时候。所以患者的证型就转变为以水湿阻滞、阳气郁闭于水湿之中为主要矛盾。这种湿阻阳郁证治疗代表方就是当归拈痛汤。它是张元素（李东垣的师傅）创立的方子，是治疗风湿热相搏结，阳郁不升的名方。临床上，无论是肢体关节烦痛肿胀，还是皮肤湿疹疮痒，以及脚气、水肿、腹胀腹泻、头晕昏沉、疲倦乏力等，只要证属湿阻阳郁者，用之均有良效。在长夏的季节里，老师使用当归拈痛汤的频率非常高，而且效果非常好。由此可见，人体气机跟随着季节和区域的变化而变化，治疗的方法同样要根据季节和地域的不同而变化。这其实也就是中医"三因制宜"中的因时因地而异啊！

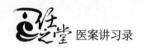

四、全身关节疼痛（湿阻阳郁）

基本情况　杜某，女，46岁，江苏人。

主诉　全身关节疼痛8年余。

病史　患者平时吃水果很多，喜食生冷油腻。平素月经量少。2006年5月因子宫肌瘤行手术治疗，手术中出血较多，术后月经量逐渐减少，且经色变暗，直至停经，脸上长黄斑。当年冬天开始出现手指关节疼痛，逐渐发展至肘关节、肩关节和下肢关节，受凉时疼痛加重，严重时关节不能活动。当地医院诊断为类风湿关节炎，治疗以口服爱若华、激素类药物及止痛药为主，吃药时可以控制病情，停药后即发作，并逐渐出现小便频数，胃脘胀，爱叹息，心烦躁，心下痛，身体肥胖，冬怕冷夏怕热等症状。自2014年3月开始间断来任之堂就诊，症状逐渐好转。8月13日再次复诊。

现症　全身关节发酸伴有轻微疼痛，小腿酸胀沉重，犹如灌铅。患者心情烦躁，胸闷，既怕冷也怕热，胃纳差，稍进饮食即胃胀，口微干，入睡难而易醒，且多梦，眼睛模糊而胀，眼屎多。大便一日数行，不成形，小便频数而色黄。

舌象　舌尖红，中后部舌苔黄厚腻。

脉象　右寸浮弱，左寸偏沉而不畅，双关濡大，双尺沉濡。脉整体取之极细，按之濡弱。

手诊　月牙大而偏尖，甲色白而无华，甲上缘有凹点。指腹色青灰，指背无青筋。

处方

防风 10克	升麻 8克	葛根 20克	羌活 5克（后下）
当归 15克	白术 15克	苍术 10克	党参 20克
炙甘草 8克	黄芩 12克	苦参 5克	知母 10克
茵陈 10克	猪苓 10克	泽泻 10克	珠子参 15克

3剂

分析　此案病机当为湿盛阳郁，风湿流注，伴阴虚。

患者脉象整体取之极细，甲色白而无华，提示阴血亏少。精血亏少则阴不涵阳，肾中阳气外浮，故见指甲月牙大而尖；脉整体按之濡弱，且双关濡大，提示湿气内盛，指甲上缘有凹点也是有湿气的表现；右寸脉浮而弱，提示风与湿相合。我个人在对风湿患者的脉象总结中发现，风湿患者多右寸脉浮弱，或者浮取弦按之濡弱。患者双尺脉沉濡而左寸脉沉不畅，结合舌中后黄厚腻及指腹色青灰，提示下焦湿浊蕴结化热，而清阳被水湿困郁不能上升；湿气阻遏阳气，阳郁化热故见舌尖红。

患者平素吃水果多，耗伤脾肾阳气，脾肾运化无力，以致水湿内生。加之患者平素月经量少，很可能本来就有阴血不足，2006 年又因子宫肌瘤做了手术，术中出血多更伤阴血。湿重血少，这两个因素为患者疾病的发生埋下了隐患。血少阳弱，经络不濡，冬天风寒之气乘虚内侵，与体内水湿之气相合导致了疾病的发生。

患者发病后长期吃西药，损伤肝脾，且西药中爱若华及激素类药物降低人体免疫力，虽然能收一时之效，但却耗损及抑制了肾中阳气。脾胃损伤，运转无力，故见胃脘胀；脾肾皆伤，水气不化，故而出现小便频；人变肥胖也是水气不化而内停导致的，这种脾肾阳虚肥胖的特点就是连喝水都会变胖；湿气阻遏，阳气不能宣发，郁于里为心火，故见舌尖红，心烦躁，怕热；精亏濡养不足，因此又怕冷。清代医家尤在泾的《金匮要略心典》在《水气病脉证并治第十四》中云："太阳……有风则脉浮体酸。"今患者水湿之气随着风邪之气流注全身各处关节，故见全身关节酸伴疼痛。这种风湿导致的酸痛是以四肢关节为主，与肾虚不濡导致的腰部酸痛是不一样的；小腿肌肉多，脾主肌肉也主湿气，脾之湿气下趋流注于该处，则见小腿沉重如灌铅；肝开窍于目，湿热邪气随肝经上行至眼睛，故而见眼模糊而胀，眼睛分泌物多；胃纳差，饮食即胃胀，大便不成形，这些都是脾虚湿盛导致的；湿浊阻滞，阳气既不能宣发，也不能下潜，因此患者入睡难而易醒。

方中以当归拈痛汤为主。其为治疗风湿相搏结，郁闭阳气化热，导致肢体关节烦痛肿胀的代表方。其方中党参、白术、炙甘草配猪苓有四君子之意，培中土以制水湿；升麻、葛根、防风、羌活疏风升阳气；苍术药力雄厚配合风药透发湿气；苦参、黄芩、茵陈、知母性凉能清湿中之热，其中苦参、黄芩、茵陈味苦能燥湿；泽泻、猪苓淡渗利水而不伤阴，能分导水湿从小便而去；当归入血分，能养阴血，且引诸药入血分，清血中湿热。诸药合用，令湿与热分离，各随其道而去。方中加珠子参，用其穿透之力，通诸关节，并能透发郁热。

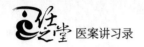
二诊 8月16日患者复诊，烦躁、怕冷怕热、关节酸痛、小腿沉重感等症状均有减轻。大小便已正常，胃纳差好转，仍有胃胀。服药后，出冷汗多，出汗后感觉身体舒服，症状减轻。

处方 防风 10克　　升麻 8克　　葛根 20克　　羌活 5克 (后下)

当归 15克　　白术 15克　　苍术 10克　　党参 20克

炙甘草 8克　　黄芩 12克　　苦参 5克　　知母 10克

茵陈 10克　　猪苓 10克　　泽泻 10克　　珠子参 15克

黄芪 50克　　3剂

分析 风湿俱去，故而各症都好转。湿邪减轻，则清阳能上升，而浊气能下降，阴阳循环，因此烦躁、怕冷怕热能减轻。药后出汗是风邪与水湿从体表外出的表现，故而出汗后身体症状能减轻。出冷汗多，说明肺表阳气不足，水气在肺表温化不够即被排泄而出。故而二诊在原方基础上加黄芪50克。再服3剂。

三诊 8月19日，患者复诊，已无关节酸痛，无心烦，稍有胸闷，小腿沉重感减轻，仍胃胀，进食则胃胀发作。二便正常，出汗减少。

评注

这是一个比较典型的湿阻阳郁证型的风湿病。这种证型的特点为脉象整体濡弱，双侧关尺脉濡大，左寸脉不足，右寸脉上越，或大或濡。舌尖红，伴有烦躁、小便黄等郁热症状。

这种证型不能因为见到左寸不足，脉象濡弱就用附子、桂枝等大热温阳药。因为左寸不足不是心阳虚弱，而是因为湿气阻遏阳气，阳气不宣导致的。这其中，患者舌尖红而心烦躁、小便黄，就是判断阳郁的重要依据。湿阻阳郁，治疗当以外疏内泄为法，当归拈痛汤是治疗这种证型的代表方，用之疗效确切。不能单纯使用温阳的方法，否则，温热的药力被困于湿气中，症状反而会加重。

脾虚湿重，阻遏阳气是比较多见的证型。尤其多见于那些爱吃水果又经常久坐不动的人。现在人们生活条件都很好，很多人尤其是女性爱吃水果，甚至有的人把水果当饭吃，一天不吃就浑身不自在。这些人不但不听医生少吃水果的忠告，还会反问医生："那谁谁谁一直吃水果，身体不是一直好得很吗？"或者问："不吃水果，那不是会导致维生素缺乏吗？"殊不知，水果有的维生素，蔬菜里基本都有，现在绝大多数人都不存在缺乏维生素等营养之类的问题，反而是营养过剩导致出问题的多。重要的是，水果里面都含有水湿之气，那些没有充分成熟的水果更是如此，吃进身体后需要消耗人体脾肾阳气去将水果中的水湿运化掉。经常吃水果的话，年轻时阳气尚充足，生命力旺盛，因此即使脾肾阳气被耗伤了也不会马上生病，但是却埋下了疾病的隐患。等到年纪大了或者各种原因导致气血不足的时候，疾病就出现了。现代有不少女性患有子宫肌瘤、卵巢囊肿、息肉等妇科疾病，其中有一部分就和经常吃水果导致胞宫寒湿内停有关。况且现在很多水果都是催熟的，受阳光照射不足，水湿之气很重。更有甚者，有的果农为了赚钱，给水果打了激素或者抗生素，则更加伤人正气。因此，水果可以在当季的时候适当地吃，但不可以过度，更不可以当主食来吃。而对于脾胃虚寒的患者，则应该尽量不吃水果。

五、腰背四肢关节疼痛（风湿、湿热不解兼肾虚）

基本情况 涂某，男，38 岁，襄阳人。

主诉 腰背、四肢关节酸痛 5 年。

病史 患者平素工作劳累，经常连续熬夜，应酬亦很多，常常大吃大喝。身体抵抗力差，时常感冒，咽喉疼痛，每次都以静滴抗生素来治疗。2009 年初患者感冒后又去静滴抗生素，不久即出现肩胛四周凉痛发硬，逐渐发展到腰背及四肢关节疼痛，患者没有重视。2009 年 5 月病情发展，出现腹胀痛，腹泻身凉，腰痛，身出黄汗，脸上及头部痒等症状。到当地医院就诊，经检查诊断为肝硬化，予以药物口服，症状无改善。7 月份患者在西医院住院治疗，黄汗症状减轻，腹胀腹泻及腰痛无好转而出院。此后断续在当地治疗，以中药血府逐瘀汤、甘露消毒饮等加减，配合针灸推拿等治疗。历时 2 年，患者腹胀

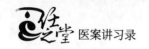

痛、头痒、肩背及四肢关节疼痛等症状均有减轻，但劳累则加重。遂于 8 月 1 日前来就诊。

现症　腰背、四肢关节酸痛，腰部以上出黄汗，其他地方汗不多。口干不多饮，胃纳可，腹胀，无腹痛。头部汗多，疮多，头油多，头皮屑亦多。四肢凉，怕风怕冷。眠差易醒，且伴左耳鸣，每天凌晨三点醒。大便稀而不畅，稍黏，小便稍黄。

舌象　舌质淡，舌苔中部黄腻，有裂纹，舌尖、边多红点。

脉象　右手脉上越，左手脉下陷。左寸脉下陷，双关大，取之弦，按之濡。双尺沉弦。

处方

杜仲 30克	桑寄生 20克	川断 20克	王不留行 30克
党参 30克	白术 20克	茯苓 20克	威灵仙 15克
狗脊 20克	大蓟 20克	炙甘草 8克	珠子参 15克

肠六味（火麻仁 20克，猪甲 5克，艾叶 5克，苦参 5克，鸡矢藤 30克，红藤 20克）

5 剂

分析　此案病机当为风湿、湿热不解兼肾虚。

双关脉大，取之弦按之濡，结合舌质淡、舌苔中部黄腻，舌边红点多，说明患者脾虚有湿，肝胆湿热蕴结；左寸脉下陷提示小肠气机不畅，小肠气不通，心火不能下行，郁而化热，故而见舌尖红点多；双尺沉弦提示肾虚精气不足。

患者平素吃喝无度，损伤肝脾，内生痰湿浊气。又经常熬夜，耗伤正气，耗损肝肾精气。正气不足，则易被邪气入侵，因此常常感冒。感冒后，外邪与体内痰湿浊气郁结化热，故而常引起咽喉疼痛。每次感冒都静滴抗生素，久则损伤心肺阳气。人体心肺阳气，犹如太阳的光热，洒布全身，人体水气方能得到制衡运化。今心肺阳气受损，阳光不布，则阴霾四起，外邪引动内湿流注身体各处，从而导致了疾病的发生。患者这么多年的病痛，看似复杂，其实都是自己一手造成的，这正是"祸福无门，唯人自招"啊。

患者病起于感冒，静滴抗生素后，虽然症状减轻，但风邪未去，心肺阳气却伤。《素问·金匮真言论》中提到："背为阳，阳中之阳心也。背为阳，阳中之阴肺也。"心肺居于胸中，背俞穴分布在人体背后，心肺背俞穴阳气不足，风寒湿气侵袭，故肩胛四周凉痛发硬；风邪湿气进一步流注各处，因此患者继而出现腰背及四肢关节疼痛；患者肝脾内蕴之湿与外感风寒湿气同气相感，风湿邪气最终蕴结于肝脾。脾虚湿盛，故而腹胀痛而泻；肝胆湿浊化热，故而身出黄汗。正如《金匮要略·中风历节病脉证并治》所讲："寸口脉沉而弱，沉即主骨，弱即主筋，沉即为肾，弱即为肝，汗出入水中，如水伤心，历节黄汗出，故曰历节。"患者本身肝肾耗伤，水湿得以入里，故而出现关节痛。本身肝经有湿浊，风湿邪气与其搏结化热，故而出现黄汗；水湿困结，阳气郁闭，唯有向上发越，故而患者头汗多，黄汗以腰部以上为主，其他地方汗不多。脸上及头部痒也是阳气带动湿浊发越的表现。患者住院以西药治疗，西医药物能去其热，但不能除其风与湿，因此黄汗症状减轻，但腹胀腹泻及腰痛无好转。

《金匮要略·水气病脉证并治》云："太阳病，脉浮而紧，法当骨节疼痛，反不痛，身体反重而酸，其人不渴，汗出即愈，此为风水。"患者腰背四肢关节痛而酸，正是风水与湿邪共同为患的表现；脾虚湿盛，津液不化，故而口干不欲饮；人身手足少阳经脉，行于耳前后而入于耳中，肝胆湿热阻滞，少阳经气不通，故而左耳鸣；水湿困郁阳气，阳气不布，热在水中故见小便黄；阳气被郁不能疏发故四肢凉，怕风怕冷；人睡眠时，肝胆疏发之气引清气循冲脉上升，今肝胆湿热蕴结，清阳上升受阻，因此患者总在肝经当令的凌晨3点自动醒来；大便稀、黏而不畅正是湿气阻滞小肠经气的表现。

方中以四君子汤（茯苓、白术、党参、炙甘草）健脾化湿，培土制水；威灵仙、珠子参穿透宣发力强，用以透发脏腑经络风湿及郁热，同肠六味（红藤、鸡矢藤、艾叶、苦参、火麻仁、猪甲）及王不留行共用，宣湿浊之郁滞，并导浊气从肠道而去；大蓟清郁热；狗脊通督脉，祛风湿，升阳气；杜仲、川断、桑寄生共用益肝肾祛风湿，壮腰止痛。

二诊 8月5日患者复诊，诉腰酸痛、四肢冷减轻，头油、头汗、头疮、头皮屑、黄汗均有好转。大便成形，但仍不畅。睡眠5点醒，但梦多、左耳鸣加重。

处方	杜仲 30克	桑寄生 20克	川断 20克	羌活 5克（后下）
	独活 5克	柴胡 10克	黄芩 15克	忍冬藤 40克
	葛根 30克	黄芪 30克	苍术 10克	香附 20克
	泽泻 20克	龙胆草 5克	王不留行 30克	5剂

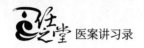

分析 患者湿热得以分泄，故而各症均减轻。但由于肠六味、王不留行偏于下行，四君子汤偏于壅滞，虽方中威灵仙、珠子参有宣透作用，但全方药性仍偏于下行壅滞而疏发不足，因此虽然能除风湿湿热，但也加重了少阳经的郁滞。因此患者梦多及左耳鸣症状会加重。故二诊方改用升阳除湿思路。方中羌活能升太阳之气，葛根能升阳明之气，柴胡升少阳经气，并能祛除少阳邪气，苍术升太阴之气并除太阴湿气，独活升少阴之气，黄芪升阳益气，《神农本草经》谓其主"痈疽，久败疮排脓止痛，大风癞疾，五痔，鼠瘘，补虚，小儿百病"，可见其有祛风除湿的功效。诸升阳药合用，将清阳之气从湿与热胶结的状态下拔起，向外透发。方中黄芩、龙胆清胆经湿热；泽泻分水湿；王不留行、香附理三焦气，泄三焦浊；忍冬藤清热解毒，祛风通络。诸利湿药合用，将湿浊邪气从湿与热胶结的状态下抽出来泄出去。由此，热与湿分道扬镳，阳升浊泄，各行其道，不得为患。方中并用腰三药（杜仲、川断、桑寄生）共用祛风湿壮腰骨。

8月16日患者主动发短信给我，很高兴地告诉我吃了第一剂药后，睡眠即踏实了，而且四肢关节及腰背一点也不觉得酸痛了，烦热及左耳鸣也随之消失。患者觉得难以置信，在短信后面一再追问我到底是怎么回事，中医怎么这么神奇？！

评注

以西医的角度看，每一个症状都是疾病的表现。但是从中医角度看，人体本身就具备自我调节和修复的能力，疾病的各种症状其实都是机体在进行自我调节。本例患者身出黄汗，就是机体将体内肝胆湿热向体表排出的自救行为，这也正提示疾病的关键点是肝胆经风湿湿热不解。脏腑虽然不能言语，但是这么多年来，他都以这个独特的症状默默地向患者和医生们诉说自己的痛苦。只是患者数年疾苦，这疾病的关键点始终没有被发现。一直到现在，到了老师这里，被老师的慧眼看穿，多年疾苦得以一朝拔除。这真是"医待有缘人"啊。

本病案处方之妙在于，柴胡与羌活、独活同用，则柴胡将羌活、独活升阳透表除湿的力量引入少阳之中；香附与王不留行同用，则香附将王不留行泄浊之力引入三焦之中，加上一味苍术宣脾中水湿，则三焦湿气尽除。

《金匮要略·水气病脉证并治》云："太阳病，脉浮而紧，法当骨节疼痛，反不痛，身体反重而酸，其人不渴，汗出即愈，此为风水。"其实，只要细心点，就会发现，"汗出即愈"一语，早就指明了升阳解表的治疗思路。

六、后背疼痛（营血虚弱，寒湿侵袭）

基本情况　徐某，女，43岁，山东人。

主诉　后背疼痛十余年，伴手麻逐渐加重半年。

病史　患者平时爱吃辛辣食物。平常洗衣做饭，经常接触冷水。年轻时就怕冷喜温，手脚凉，神疲嗜睡。十多年前的寒冬，患者正值坐月子中，不慎跌入冰窟里，之后又做了结扎手术。不久就开始出现腰背部、肩颈部及头部、前额疼痛，患者一直未予处理，症状持续存在。半年前，开始出现双手臂、手掌麻木，并且逐渐加重，到当地医院求诊，疗效不明显。遂于2013年11月10日来任之堂就诊。

现症　怕冷，手脚凉，神疲嗜睡，头昏沉，前额、肩颈及腰背部隐隐作痛，双手麻木，口苦涩，胃纳可，大便两日一行，顺畅，睡眠梦多，小便调。平素月经多提前，量多有血块，经期小腹疼痛。10月份患者行妇科B超检查提示子宫多发性肌瘤及卵巢囊肿。

舌象　舌淡胖，苔白水滑，舌中可见裂纹。

脉象　左寸脉沉而不畅，双关尺脉浮取紧而实，按之极细。双手脉整体极细。

处方

茯苓 30克	白术 15克	桂枝 15克	炙甘草 15克
葛根 20克	川芎 15克	丹参 20克	泽泻 20克
红参 20克	银杏叶 30克	艾叶 5克	苦参 5克
火麻仁 20克	鸡矢藤 30克	红藤 20克	猪甲 5克

3剂

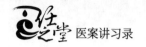

分析 此案病机当为营血虚弱，寒湿侵袭。

双手脉极细，舌中可见裂纹，提示营血虚少；双关尺脉浮取紧而实，提示寒湿凝结；左寸脉沉而不畅，沉说明小肠气不通，人体气机左升右降，左寸脉不畅，提示清阳不升；舌淡胖，苔白水滑，提示阳虚水湿过盛；患者平时怕冷喜温、神疲嗜睡，说明本身血少阳弱。产后百节开张，血脉流散，又在坐月子时跌入冰窟中，导致寒水邪气侵袭，直入经络骨节，而为本病。寒气伤阳，其性收引，阻碍诸阳经，故见膀胱经及督脉所过之处隐隐作痛；寒凝血少日久，营气不布，"营气虚则不仁"，故见手麻木；寒凝阳郁，肝胆不疏，胆气不降故见口苦涩；寒水入于血室，郁闭相火而生伏热，故见月经提前且量多。血室寒水凝闭血脉，水瘀互结则生子宫肌瘤，水湿留而不走则生附件囊肿。

方中以茯苓桂枝白术甘草汤加泽泻温化水气。茯苓桂枝白术甘草汤由茯苓、桂枝、白术、甘草四味药物组成。方子出自《伤寒论·辨太阳病脉证并治》："伤寒，若吐若下后，心下逆满，气上冲胸，起则头眩，脉沉紧，发汗则动经，身为振振摇者，茯苓桂枝白术甘草汤主之"，是治疗水气盛而上逆的代表方。老师在临床中，依据脉诊同时也很重视舌诊，凡是见舌面水滑，水液多得像要滴下来的，都会用茯苓、白术、桂枝、泽泻等来温化水湿；方中加红参、银杏叶温补心经阳气；用葛根、川芎、丹参升清阳；用泽泻加通肠六药（艾叶、苦参、火麻仁、鸡矢藤、红藤、猪甲）通小肠并泄下焦寒浊。

二诊 11月13日患者复诊，诉颈肩部、腰背部疼痛及手麻木减轻，前额仍隐痛，手脚不凉了，嗜睡改善，仍感头昏沉，仍梦多，服药后正值来月经，月经量不偏多了，且无血块，无小腹痛。

处方	桂枝 45克	白芍 60克	生姜 60克	大枣 12枚
	炙甘草 45克	红参 45克	银杏叶 30克	凤尾七 30克

3剂

分析 一诊药后寒水结聚开泄，故身痛手麻木症状缓解。血室郁火得以疏展，故患者月经趋向正常。二诊方以桂枝加芍药生姜各一两人参三两新加汤温养营血，温经通络，疏散寒水，加银杏叶配合红参强心，加凤尾七以调产后虚损。

三诊 11月15日患者复诊诉肩颈腰部疼痛明显减轻，前额隐痛，手麻木只是偶有，头晕减轻，仍有疲乏，嗜睡。

处方 桂枝 45克　　白芍 60克　　　生姜 60克　　　大枣 12枚

炙甘草 45克　　红参 45克　　　银杏叶 30克　　　凤尾七 30克

小茴香 8克　　白芷 10克　　　7剂

分析 二诊处方效佳，针对前额隐痛加白芷。加小茴香除下焦寒湿，配合白芷，引领诸药力上下通达。

评注

《伤寒论》桂枝加芍药生姜各一两人参三两新加汤用于"发汗后，身疼痛，脉沉迟者"。发汗后，机体毛孔打开，阳气外泄，阴寒乘虚入里，导致身体疼痛。这与女性产后毛孔、骨节、经络开张，坐月子期间感受风寒水湿，邪气入里导致的产后疾病病机相似。因此，此方可谓治疗女性产后风寒湿疾病的专方。其中桂枝汤温营散寒，药量加大后，温通力量大增，能开通骨节，逐出寒湿邪气。加人参、白芍而能养营血，白芍用量加大后，一能制约桂枝的温烈之性，二来能加强养营血的效果。加生姜量大，能散寒水，通表气，且其虽辛温而性不烈，无伤阴耗气之虞。使用这个方子治疗产后风湿时，用量一定要按原方药量，效果才好。方子药力强大，开通气血功效非比寻常。我们见证老师用其治疗多例产后受寒身痛怕冷患者，均取得十分满意的疗效。患者都是一剂药喝下，马上就会有明显的感觉。如此强大的药力，用的不对的话，患者立马就会出现烦热、口干目赤、小便黄等热盛的症状。所以，如果经验不够，把握不准确的话，用这个方子时，最好嘱咐患者刚开始用时宜先一剂药分2天服用，若能耐受，再改为一天一剂。且一次开药最好不要超过3天，以便随时观察病情变化。

在应用上还要注意该方温散寒邪，流通血脉，但无分泄之力，因此对于寒湿结聚，脉或实或滞，或肠道有积聚者，宜先泄去寒湿积聚；且若患者表闭无汗，则应该配以解表药，这样，则温补而不会壅滞化热，温而能宣通，效果就会更好。

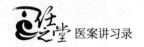

七、腰酸痛（金不生水，肾精亏虚）

基本情况 余某，女，44岁，湖南人。

主诉 左侧腰部酸胀疼痛反复2年。

病史 患者平时饮食规律，平素怕冷，头发稀少花白。2011年开始出现左侧腰部酸胀疼痛症状，但一直未有系统检查及治疗，腰部酸胀疼痛反复发作，以弯腰久后明显。遂于2013年11月9日来任之堂就诊。

现症 左侧腰部酸胀疼痛，弯腰久后明显，咽喉异物阻塞感不爽，无痰，偶有口苦，无口干，胃纳可，胃无不适，大便日一行，常便溏，小便黄，睡眠差，多梦。平素月经量少，色暗有块，月经前两天腰酸，小腹坠胀。

舌象 舌淡白，胖嫩，有齿痕。

脉象 右寸关脉上越，左关脉郁滑，双尺脉沉细，以左尺明显。脉整体偏细。

处方

熟地黄 30克	当归 25克	陈皮 10克	半夏 20克
茯苓 20克	炙甘草 10克	柴胡 10克	黄芩 15克
蒲公英 30克	肉桂 5克 (后下)	2剂	

分析 此案病机当为肺胃不降，金不生水，肾精亏虚，肝胆郁热。

右寸关脉上越提示肺胃气逆，浊气不降；左关脉郁滑提示肝胆郁热；双尺脉沉细提示肾精不足。"腰者肾之府，腰痛则肾将惫矣"，患者腰部酸胀疼痛为肾精不足的表现，其中酸痛中带有胀感，说明还有腰背气机不畅的一面；"肾者，其华在发"，患者肾精不足故见头发稀少花白；肺胃气机不降，壅滞于上焦，故见咽喉异物阻塞感不爽；肝胆郁热，胆气不降，故见口苦、小便黄、眠差多梦；肾虚肾阳不足以温脾，故常便溏；月经前气血流注冲脉，此盈则彼亏，使得肾精不足的矛盾更为突出，故见月经前腰酸。

方中以金水六君煎打底。金水六君煎由茯苓、半夏、陈皮、熟地黄、当归、炙甘草六味药物组成。方子出自《景岳全书》，张景岳谓其主治"肺肾虚寒，水泛为痰，及年迈阴虚、气血不足，外受风寒，咳嗽呕恶多痰，喘急等证"。方中熟地黄、当归养肾中阴精。肾精足则肾能行其封藏之职，肾气就不会上越；以茯苓、半夏、陈皮降气化痰，将痰化为津液，使其复行三焦，下归膀胱，祛浊存清而能补肾精。整方有降金以生水，养水以助金气下降之意，故名金水六君煎。从脉诊上来说，右寸脉主肺，左尺脉主肾阴。痰气上逆肺胃，则右寸脉就会上越。若肺胃气逆，肺气不降，则金不生水。因此，临床上，老师凭脉辨证，凡是见右寸脉上亢而左尺脉不足的，都会用上金水六君煎的思路。而张锡纯的理痰汤与金水六君煎异曲同工。理痰汤由茯苓、陈皮、半夏、白芍、黑芝麻、柏子仁、芡实七味药物组成，也是以降气化痰、补敛肾气为思路。张锡纯在该方注解中指出，痰之标在肺胃，本在于肾。这就提示我们，临床上凡是见上焦痰浊壅盛和肾虚同时存在的，都可以采用这个思路来治疗。

方中蒲公英、柴胡、黄芩清肝胆郁热，其中一味蒲公英还善降胆胃逆气，老师常单用其来清肝降胃，取小柴胡之功效。

二诊 3天后，患者复诊，诉服药后咽喉及腰部明显轻松很多，左腰酸痛消失，但又出现右侧腰部酸痛。

处方 熟地黄 30克　当归 25克　陈皮 10克　半夏 20克

茯苓 20克　炙甘草 10克　柴胡 10克　黄芩 15克

蒲公英 30克　巴戟天 15克　木香 10克　肉桂 5克 (后下)

黄芪 30克　知母 10克　7剂

分析 患者上焦痰浊化开降下，故觉得咽喉明显轻松了。人体前为任脉走行，主降，后为督脉走行，主升，前面胸腹气机降下则利于后面腰背气机通行，故腰部也觉得明显轻松。人身左属阴，右属阳。熟地黄、当归、肉桂主补肾阴，故左侧腰酸痛症状消失。患者本来存在肾阳不足，一诊中纯补肾阴，加重了肾中阳气运化阴精的压力，因此药后反而出现了右侧腰酸痛。

方中加巴戟天温补肾阳；加木香行气；加黄芪益肺气，肺气充则能行其敛降之职，与知母同用，张锡纯谓有阳行阴运，化合而为雨的功效，使金能生水。

11月22日随访，患者诉左侧腰部再无疼痛发作，右侧腰部酸痛好转，睡眠好，无梦。

评注

　　方中药物平淡无奇，患者在短时间的治疗中取得良好的疗效，这看似一个非常简单的病例，其实不然。要知道，以平凡取胜，是建立在准确的辨证和精准的用药基础上的。设想若患者尺脉不是单纯细弱，而是兼紧或兼濡，而医者不能辨知而滥用补药，反而会造成风寒湿邪凝闭不能宣散而加重病情。又假设医者不能辨知患者肺胃不降，处方中单用补益肾精药物，而不用降肺胃药物配合，则胸腹气机不畅则腰部气机难通，疗效一样会受到影响。所以，本案的关键在于右寸脉上亢而左尺脉不足，提示肺气不降，金不生水，据此而以降肺胃补肾精为治法，其代表方就是金水六君煎。

　　当然，脉诊不容易把握。如果脉诊不熟练的话，通过仔细问诊，对症状进行归纳，也是可以正确地辨治的。

　　例如，患者腰酸以左侧为主，同时伴有月经量少，可知阴精不足，据此可选用补益肾精药物；患者咽喉异物阻塞感不适，提示肺胃浊气不降，据此可选用降浊气的药物；口苦、眠差、多梦结合舌边有齿痕，提示肝郁胆火不降，据此可以选用清肝降胆气药物；大便溏结合舌淡胖，可知脾肾阳气不足，据此可选用温脾肾的药物。能综合以上分析用药，即使不把脉，方子也能开得八九不离十了。

八、左腰腿疼痛（肾虚寒湿加乘）

基本情况　朱某，男，38岁，十堰人。

主诉　左侧腰腿痛伴左小腿麻胀3个月。

病史　患者做水果生意，平时经常要搬重物，劳力较重。平素爱久坐不动看电视，爱吃水果及面食，夏天喜欢吃冰冻西瓜。居住环境较阴暗潮湿。7月底患者连续搬重物，劳累，休息不好，而后出现左侧腰部酸痛，并发展至左腿亦痛，伴左侧小腿麻胀，走路时疼痛明显，每次走1到2分钟就要停下休息。

10月中旬患者到当地医院检查发现腰椎第3第4第5椎间盘膨出。遂于2013年10月31日来任之堂就诊。

现症 怕冷，左侧腰部一片酸痛沉重，左腿疼痛，左侧小腿麻胀感不适，不耐久行，走路1到2分钟则腰腿疼痛加重，必须停下休息。时有胃部冷痛不适，胃纳可，大便日3行，偏干，小便调，睡眠好。

舌象 舌质淡白，舌苔白，水滑。

脉象 双寸脉细弱，双关尺脉大。双关弦滑，双尺脉浮取紧实且大，按之细。双手脉势整体下陷。

处方

苍术 15克	黄柏 10克	炒薏苡仁 20克	川牛膝 10克
茯苓 30克	白术 20克	干姜 10克	炙甘草 10克
杜仲 30克	桑寄生 20克	川断 20克	黄芪 50克
青风藤 30克	黑豆 20克	党参 30克	猪鞭 3条

7剂

分析 此案病机当为肾虚寒湿加乘。

双寸脉细弱，双关尺脉大，提示下焦水湿重，上焦阳气不足；双关弦滑提示水湿郁结化热；双尺脉浮取紧实且大提示下焦寒湿留滞；双尺脉按之细提示肾精亏虚。患者平素爱吃水果，爱看电视久坐不动，则寒湿内生。住所阴暗潮湿，则寒湿外侵。《黄帝内经》有云："因而强力，肾气乃伤，高骨乃坏。"患者常常搬重物，耗伤肾气，造成了腰背部劳损。"邪之所凑，其气必虚。"患者发病前连续劳累，导致腰背劳损加重，阳气耗伤，寒湿乘虚而入导致发病。阳气损伤故见怕冷，胃中冷痛不适；肾精亏虚故见左腰部酸痛；水湿化热下注，故见左腿痛，左小腿麻胀。

方中以四妙散清下焦湿热。四妙散出自《丹溪心法》，由苍术、黄柏、薏苡仁、川牛膝四味药物组成，长于治疗下焦湿热引起腰腿、足跟红肿疼痛。又加肾着汤温阳除脾肾寒湿。肾着汤由茯苓、白术、干姜、炙甘草组成，又名甘姜苓术汤。该方出自《金匮要略·五脏风寒积聚病脉证并治》"肾着之病，其人身体重，腰中冷，如坐水中，形如水状，反不渴，小便自利，饮食如故，病属下焦，身劳汗出，衣里冷湿，久久得之，腰以下冷痛，腹重如带五千钱，甘姜苓术汤主之"，是治疗寒湿腰痛的代表方。临床上凡是见腰腿疼

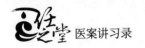

痛，伴有沉重感，同时又见舌上水滑欲滴，舌苔白，右关尺脉濡大的，就可以用肾着汤加减治疗。

方中加杜仲、桑寄生、川断，黄芪、黑豆、青风藤，猪鞭、党参，是老师治疗腰痛常用的三个药物组合。其中杜仲、桑寄生、川断三者合用药性平和，补中又具有疏通之力，老师于肾虚腰痛、双尺不足者必用之；黄芪、黑豆、青风藤合用益气升阳，泄湿益肾，祛风通络，于寸脉细弱上焦阳气不足，尺脉或濡或大，下焦湿重者用之甚为合拍；猪鞭补肾强筋，能将党参药力引入腰肾，而党参味甘厚，补益力偏于守而不走，两者合用则补益力量强且持久，于腰痛属虚者疗效确切。

二诊 11 月 20 日患者复诊，诉腰酸痛好转，腿不痛了，小腿仍有麻胀不适，走路可以走到 5 到 6 分钟了。

处方 茯苓 50克 炒白术 30克 干姜 10克 炙甘草 10克
杜仲 30克 桑寄生 20克 川断 20克 黄芪 50克
青风藤 30克 黑豆 20克 党参 30克 猪鞭 3条
桂枝 15克 知母 10克 7剂

并予二丑粉、硫黄粉、穿山甲（用代用品，下同）粉按 5：1：2 用米糊制成丸药口服。

分析 腿不痛提示下肢湿热基本祛除，故方中去四妙散，加桂枝温阳化湿，加知母与黄芪相配，有阳行阴运化合为雨之意，使金能生水。又加二丑、硫黄、穿山甲制丸口服。其中二丑能泄水湿，硫黄为火中精，长于温阳散寒，两药合用为牵牛硫黄丸，方子出自《串雅内外篇》，治疗寒湿腰痛，疗效神奇。老师加上一味穿山甲取其强大的通经活络、攻坚破积的能力，这样效果就更好了。

12 月 7 日电话随访，患者诉腰痛继续减轻，小腿仍有少许麻胀痛感，走路能走 20 分钟左右，怕冷好转，胃部无冷痛不适。

📖 评注

本病例肾虚兼湿，且水湿化热注于下肢，治疗要注意兼顾祛湿热，否则湿与热恋则病情缠绵不愈，日久甚至可能会导致湿热与气血郁结化生脓疡。肾虚宜补，但须注意补中有通，补而不能过于滋腻过于收敛，否则于除湿不利，故方中用杜仲、桑寄生、川断、黑豆使得补中有泻，用知母配黄芪使金能生水，而不用熟地黄、首乌、肉苁蓉之类滋腻之品。其中知母、黄芪搭配，张锡纯常用于阴虚兼气弱，脉细而极数者，可知其能补益气阴而不滋腻，最适合于气阴两虚，又兼脾虚者。且知母有凉润之力，又能制约化湿药的燥性，使得健脾燥湿的同时又不损伤肾中阴精。

九、四肢肌肉酸痛（精气亏虚，脾不散精）

基本情况 吴某，女，51岁，武汉人。

主诉 四肢肌肉酸痛2个月。

病史 患者为教师，平素工作繁重，耗伤心神，思虑很多。心情较抑郁，常善太息，脾气暴躁容易发怒，素怕风怕冷，小腹冷，四肢肌肉时有灼热感。脚软，走路不踏实，掉发多。2013年5月，患者出现腰酸，背部沉重不适，伴双侧肩膀酸痛，当时未予处理。6月底开始无明显原因出现四肢肌肉酸痛，于当地医院检查，发现肌酸激酶升高为5202U/L（女性正常值为26～140U/L），诊断为多发性肌炎，予百令胶囊及营养神经药、活血化瘀中成药口服，症状无明显改善。遂于8月22日来诊。

现症 四肢肌肉酸痛，连及臀部及肩膀，走路多时四肢酸痛明显，疲乏，手足无力，时有头晕，腰酸，背重，胸闷气不足，口干口苦，时有胃部胀痛、打嗝、反酸水，胃纳可，睡眠差，不易入睡，梦多，大便日一行，顺畅，小便调，已停经3个月。

舌象 舌淡苔白，舌中后部苔腻。

脉象 双侧脉势上越，双关脉郁，双侧尺脉沉细涩。脉无神，整体弱，无力。

处方

制首乌 30克	附子 10克	龙骨 20克	牡蛎 20克
熟地黄 30克	当归 20克	酸枣仁 30克	枇杷叶 30克
白术 30克	玉竹 15克	生甘草 8克	小伸筋草 15克

3剂

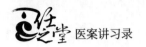

分析 此案病机当为精气亏虚，气血上越，肝郁脾困，脾不散精。

患者双尺脉沉细涩提示肾精亏虚严重；脉无神，弱而无力是为阳气不足；双关脉郁提示肝郁脾困；双侧脉势上越说明气血上越，与肾精亏虚固摄无力及情志之火有关。因其精血亏少，又外越，则脏腑肌体均失濡养。而患者因兼有肝郁脾困，中焦困顿。脾主四肢，主肌肉，患者本来就精气不足，又兼之脾虚不能散精于四肢，因此四肢肌肉濡养严重不足，以致肌肉无力，即使日常生活中的动作也无法负担。日常中的活动，对于此时的肌肉来说，就像是一场难以承受的剧烈运动。所以四肢肌肉失濡，不荣则痛，就必然会出现肌肉酸痛。就像一个久不运动的人，突然进行剧烈运动，第二天就会浑身酸痛不已一样。我们临床上常常见到双关脉郁的患者，都会不同程度四肢困重乏力，爬楼梯无力，这些都是中焦不转，脾虚肌肉濡养不足导致的。肾精亏虚故腰酸；阳气不足故疲乏无力；阳弱则阴凝，故见头晕、胸闷、背重；脾虚不能生津故见口干；右路气逆胃气不降故见胃胀痛、打嗝、反酸；左路气逆胆气不降故见口苦、眠差、多梦。

方中以附子温壮阳气；制首乌、熟地黄、当归、酸枣仁养阴精；龙骨、牡蛎固摄肾气，并导龙入海，引上逆之气血归原；枇杷叶降十二经逆气；小伸筋草舒展筋络，同酸枣仁、甘草共用缓急止痛；白术是健运脾胃的要药，张锡纯在《医学衷中参西录》中谓其"性温而燥，气香不窜，味苦微甘微辛。善健脾胃，消痰水，止泄泻。治脾虚作胀，脾湿作渴，脾弱四肢运动无力，甚或作疼。与凉润药同用，又善补肺；与升散药同用，又善调肝；与镇安药同用，又善养心；与滋阴药同用，又善补肾……为后天资生之要药"，明确指出白术能治疗脾虚引起的四肢无力或疼痛。玉竹甘平而润，李杲谓其"主风淫四末"，倪海夏认为它能专治肌肉疼痛。方中玉竹与白术同用，健脾化湿，输精于四肢，不失为治疗四肢肌肉疼痛的一对好搭档。

二诊 患者 3 天后复诊，诉四肢及肩膀臀部肌肉酸痛明显减轻，无力及胸闷症状好转。

处方	制首乌 30克	附子 10克	龙骨 20克	牡蛎 20克
	熟地黄 30克	当归 20克	酸枣仁 30克	枇杷叶 30克
	白术 30克	玉竹 15克	生甘草 8克	小伸筋草 15克
	丹参 30克	3 剂		

分析 "一味丹参饮，功同四物汤。"原方效佳，加一味丹参活血养血，通心脉以促进代谢。

三诊 患者3天后复诊，四肢肌肉已无酸痛，肩膀及臀部肌肉走路时仍有少许疼痛，怕冷好转，走路轻松了，胃胀痛、打嗝、反酸等症状减轻，睡眠好转。

处方 制首乌 30克　附子 10克　龙骨 20克　牡蛎 20克
熟地黄 30克　当归 20克　酸枣仁 30克　枇杷叶 30克
白术 30克　玉竹 15克　生甘草 8克　小伸筋草 15克
桑枝 10克　桂枝 6克　10剂

分析 患者怕冷好转，走路轻松，胃胀痛、打嗝、反酸减轻，睡眠好转，这说明气血上逆的情况改善了。在原方基础上加桑枝及桂枝各引药达于左右肢体。患者病情好转稳定，因此开了10剂药给患者带回去继续巩固疗效。9月初的时候电话随访，诉肌肉无酸痛，于当地复查肌酸激酶为790U/L。此后陆续电话联系调理身体。

评注

从患者平素身体情况可知精气亏虚、气血上越、肝郁脾困早就已经存在。其因肝郁故抑郁而易怒。肝郁化火及过劳则伤肾精，肾精亏故掉发多。肾虚气血上越故而怕冷、脚软、走路不踏实。脾虚不能散精于四肢，故见四肢肌肉时有灼热感。而5月份出现腰酸提示肾精亏虚加重，背部沉重、双肩膀酸痛则提示阳气不足，阴霾凝重，这些症状都是身体发给患者的信号，可惜患者未予重视，不能及时处理而防患于未然，以致旧患积累，终于发病。这个病案警示我们，出现不适的症状是身体发给自己的信号，要重视并及时检查治疗，否则小病会发展成大病，甚至发展为绝症。

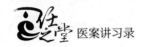

十、足跟痛（湿热下注）

基本情况　龚某，男，27 岁，上海人。

主诉　双侧足跟酸痛反复半年。

病史　患者平素性格内向，不爱说话。有多年的手淫习惯，之后出现牙龈出血直至开始萎缩，头脑不清爽，记忆力下降，注意力不能集中。半年前开始出现双脚跟酸痛的症状，在当地医院就诊，以中药补肾为主治疗，效果不佳，遂于 9 月 1 日前来就诊。

现症　双足跟酸痛，以右脚明显。身体易疲劳，怕风怕冷，心烦躁，多梦，易醒，常在凌晨 4～5 点钟醒。胃纳一般，小腹偏凉，大便黏而不畅，小便偏黄。

舌象　舌边尖红，舌苔中后部黄腻。

脉象　双寸脉不足，双关尺脉取之弦大而硬，按之脉气濡弱。右尺脉长。双手脉整体下陷。

手诊　十指指甲颜色偏暗淡，十指指甲月牙短小。

处方

苍术10克	炒黄柏8克	黄芪30克	葛根30克
川芎15克	炒薏苡仁20克	猪甲6克	怀山药40克
扁豆20克	川牛膝15克	党参30克	3 剂

分析　此案病机当为湿热下注，湿阻阳郁。

双脉下陷，双寸脉不足，双关尺脉大，提示湿气阻遏阳气于下焦，清阳之气上升不足；舌边尖红，舌苔中后部黄腻，提示阳郁化热；双关尺脉取之弦而硬，提示土气不足，脾虚脾阴不濡；按之脉气濡弱是湿气内盛；右尺脉长，是湿邪太盛，向下焦流注的表现。老师认为，尺脉长的人，如果是双尺脉长而均衡，脉气平和，那就说明先天精气充盛，这种人阳寿较长。如果双尺脉长度不等，脉气不调和，则说明是邪气内盛的表现。甲色淡，指甲月牙短小，说明阳气不足。

患者经常手淫，导致精气下泻。久而久之，一则气机随之下行；二来阳气耗伤，脾肾阳虚，则水湿内生。因此，经常手淫的人，不但肾精不足，同时绝大部分都有湿盛阳郁的存在。水湿内盛，故见大便黏而不畅；水湿之性，下趋而黏腻，令阳气不能升发，阻于足跟部，故见足跟酸痛；湿阻阳郁，阳气不宣，故见易疲劳、怕冷；阳郁化热，故见烦躁、多梦、小便黄。

治疗用四妙散为底方，清下焦湿热。四妙散由川牛膝、薏苡仁、苍术、黄柏四味药物组成。其中川牛膝引药下行，苍术宣湿达表，黄柏清肾中湿热，薏苡仁清胃肠水湿。方中加黄芪益气升阳；患者脉太过弦硬，土气不足，因此加党参、扁豆、怀山药健脾益气，祛湿，养脾阴；用葛根、川芎提升清气；用猪甲，有以甲达甲之意，引药下行于足跟。

3天后患者复诊，告诉我们，吃药以后足跟疼痛好转了不少。

评注

同为湿热阻滞、阳气不升导致的关节处疼痛，为什么用四妙散而不用当归拈痛汤呢？

四妙散中有苍术，化湿同时能解表，能宣发阳气，因此也和当归拈痛汤一样，有宣阳泄湿的作用。但是四妙散中有川牛膝，因此，药力能更达于下部，能到达足跟。而当归拈痛汤中，有升麻、葛根、防风、羌活，升阳力量更强，配以当归，药力能达于血分，能分水湿与阳气，通血脉。但是下达的力量却不如四妙散。患者以足跟痛为主诉，因此，用四妙散而不用当归拈痛汤。临床上，我们如果见到右关尺脉濡大，同时尺脉又很长的情况，就说明湿热下注，这个时候就可以考虑用四妙散加减来治疗。

腰腿痛总结

肾主骨。肾和膀胱相表里，膀胱之水气源于肾。因此骨关节肿痛与足少阴肾经及足太阳膀胱经关系很大。

肾虚水气不化，就会外泛于骨节处，这种证型以双尺脉不足，脉势上越，脉气整体濡弱为特点。这时候治疗可以收敛水气、温补肾气为法，以济生肾气丸为代表方治疗。水湿困郁阳气，阳气不能宣达，阳郁化热，也会导致关节肿痛，这种关节肿痛多以红肿热痛为特点，脉象可见双关尺脉大而脉气濡弱，双寸脉不足，同时还可以看到舌质红等热象，治疗以泄湿升阳为法，以当归拈痛

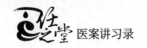

汤为代表方。以上两种情况分别是水气外溢和水气内郁所致，对于骨关节肿痛来说，具有一定的代表性。

但是临床还有很多证型，比如说外感风寒，侵袭膀胱经，导致寒湿内停，肩背以及四肢关节疼痛僵硬，脉象见左寸不足，右寸脉浮紧，这时候就要用葛根汤来治疗。又比如说，内伤情志，肝郁阳气不能宣达四肢末端，肢末阳不化湿，也会出现关节肿痛，其表现以左关脉郁，手掌红而凉，舌质红为特点。所以，当骨关节肿痛出现在四肢末端的时候，我们辨证时还要注意有无四逆散证的存在。

因此，治疗骨关节肿痛症，在抓住肾与膀胱水气这条主线的基础上，还要灵活辨证才行。

腰为肾之府。膀胱经及督脉通行于腰背部。因此，足少阴肾经、足太阳膀胱经和督脉是治疗腰痛的关键。

肾气虚导致的腰痛，以酸痛无力、双尺脉沉弱为特点，必用杜仲、桑寄生、川续断，严重者加党参、猪鞭。若肾虚腰痛脉象以左尺不足为主，则可熟地黄、当归、肉桂同用补肾阴；若以右尺不足为主，用巴戟天、肉苁蓉、淫羊藿等补肾阳；若有左寸脉不足，同时见手掌阳面青筋暴露，腰痛不能久立，或者无力挺直，说明督脉阳气不升，这时候要用乌梢蛇、鹿角片等升督脉，若伴有寒湿的，加苍耳子、金毛狗脊升督脉同时除寒湿。任脉浊阴不降，也会影响督脉阳气上升，因此督脉不升的，还要注意是否有右侧寸关脉上越，若有，则必须加枇杷叶、半夏、枳实、竹茹之类降肺之气，这样，任督升降循环，用药效果才好。

如果腰下部一片疼痛，伴沉重感，甚至痛得像腰要折断了一样，查脉关尺部或濡或紧或弦，舌质胖大，舌面水滑，说明是寒湿导致，治疗用肾着汤为主。

如果腰痛有外伤病史，疼痛以点状刺痛为主，提示与瘀血有关，这时候在辨证同时加张锡纯的效灵活络丹（当归、丹参、乳香、没药），效果就好。如果实在是严重的，就要加土元，甚至穿山甲才行。

如果是急性扭伤导致的腰痛，用芍药甘草汤加减效果就好。

湿性趋下，足跟为人体最下之处。湿气容易下趋积聚，湿聚日久必然化热，所以足跟及腿部的疼痛大多和湿热下注有关。如果是腰痛收引，向大腿放射，甚至是足跟部疼痛，查脉见右尺脉濡大而长，说明是湿热下注，治疗用四妙散加减。

　　人体前后气机相连，由此我们可以通过观察腰痛的具体位置，来帮助判断。例如，如果腰痛以命门位置为主的话，说明和丹田之气有关；如果以腰阳关、大肠俞、小肠俞位置为主的话，说明可能和肠道有关；如果以肝俞、胆俞、脾俞、胃俞位置为主的话，说明可能和中焦有关；如果以风门、肺俞、心俞及大椎位置为主的话，说明和上焦心肺有关，提示可能由于外感寒湿引起。

　　腰痛治疗，如果能掌握以上几种情况的话，基本上就差不多了。

　　而脾主肌肉，肌肉的酸痛多和脾脏有关，应从脾胃论治，无须多言。

第二讲

失眠

　　很多人都受失眠的困扰。晚上睡眠不好，白天就会昏昏沉沉没有精神，工作效率降低，生活质量下降。西医治疗失眠，用的是抗组胺类药物、抗抑郁类药物以及中枢抑制类药物等，通过强行压抑阳气的方法来治疗失眠，这样做的弊端是一方面会产生依赖性，停药则反弹甚至加重；另一方面，阳气被压抑，即使能入睡，醒来以后也会困倦乏力，达不到睡眠养精气的效果。中医治疗失眠，通过辨证，调整人体阴阳循环，使得人体气血运行恢复正常而能睡眠，是符合人体生理、符合自然之道的绿色治疗方法。

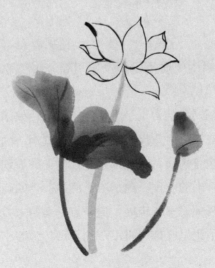

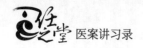
十一、失眠（气血不足，气逆不降）

基本情况　徐某，女，59岁，十堰人。

主诉　入睡困难，易醒多梦2年余。

病史　患者性格内向，身体体质较差，平时怕冷，手脚发凉。最近2年因为需要带孙子，很劳累，常休息不好，逐渐开始出现入睡困难等症状，严重时整夜都不能入睡。即使入睡，常在1点时自动醒过来，且经常会做梦，梦到过世的人。曾在医院就诊，服中药后睡眠有好转，但引起胃胀严重。遂于8月25日前来就诊。

现症　入睡困难而易醒，多阴梦（梦到过世的人）。睡眠不好时则头晕、眼睛干涩、心情烦躁。纳差食少，多食则胀，但易饥饿，饿则心慌。无胃痛，无反酸，时有打嗝，口苦。脖子僵硬不适，腰易酸而不能受力。大便干结，小便正常。

舌象　舌体偏瘦小，舌边有齿痕，舌淡苔白腻，舌下静脉曲张。

脉象　双手脉上越。左关郁有力，右脉取之弦硬不柔和，双尺脉偏沉。脉整体细而弱。

面诊　面部偏青黄色，两太阳穴处青筋明显。

手诊　十个手指指甲颜色偏白。

处方

党参 30克	柴胡 10克	黄芩 15克	半夏 30克
龙骨 20克	牡蛎 20克	木香 15克	茯苓 20克
白术 20克	炙甘草 8克	熟地黄 30克	川芎 15克
白芍 20克	当归 20克	延胡索 20克	3剂

分析　此案病机当为气血不足，气逆不降，浊气凌心，肝郁化火，肝气犯胃。

患者脉象整体偏细弱，结合十个手指指甲都偏白偏暗，说明气血不足；双手脉上越提示气机上亢不降；双尺脉沉，说明肾气虚，固摄无力；左关脉郁而有力，舌体瘦小，舌边有齿痕，这些都是肝郁化火的表现。临床上，很多人都认为舌边有齿痕就是脾虚的表现，这是不正确的。舌的两边为肝胆所主，所以舌两边有齿痕提示肝气郁滞不能疏展。这一点，秦伯未在《中医临证备要》中专门提出过。舌体瘦小也是肝郁气机不疏的表现。舌瘦小而边有齿痕，这就是典型的肝郁气滞了。当然，舌边有齿痕，同时伴有舌体胖大也是很常见的，这种情况就是肝郁伴有脾虚；患者舌质淡，苔白腻，是脾虚的表现。右脉弦硬不柔和，弦表示肝气犯胃，不柔和是缺乏胃气，是脾胃虚弱生化不足的表现。我们平时所说的脉的"胃气"指的是脉象摸起来要有柔和之象。如果脉摸起来不够柔和的话，就是胃土之气不足；如果摸起来非常弦硬，像个干枯的树枝一样的话，那就是胃气衰败的表现，遇到这种脉象，治疗上首先要从脾胃入手，先把中土之气扶起来再说。

患者经常夜晚不能休息，要起床照顾孩子，日久就会导致气血消耗。气血耗伤不足以温煦，就会怕冷，手足发凉。因为，没有舌红、手指发红等郁热的表现，所以这种手脚冷和四逆散的四肢冷是不一样的。临床要分清楚，可不能一见四肢发冷就用四逆散。

肾气不足，同时气机上越，就会把浊气带到上焦，浊气凌心，就会经常做阴梦，梦到过世的人。气逆不降，阳不能入阴，患者就会难以入眠。肝郁化火，就会心情烦躁，睡眠易醒。睡眠不好的时候，从冲脉上升的清气都被大脑活动消耗掉了，不能濡养大脑和眼睛，因此会出现头晕和眼睛干涩。肝气犯胃，就会出现纳差、腹胀、打嗝。气血不足，督脉失养，因此会出现脖子僵硬不适，腰易酸而不能受力。血虚肠燥，大便就会干结。

治疗用八珍汤打底（茯苓、党参、白术、炙甘草、川芎、熟地黄、当归、白芍），健脾益气，补血养肝；用柴胡、黄芩清肝胆火；用半夏降胃气，沟通阴阳；用龙骨、牡蛎降逆气，收敛肾中气机，并能安神；用木香调理三焦气机；用延胡索行气活血，疏肝理气止痛，大剂量使用延胡索还能改善睡眠，对于失眠伴有气滞血瘀的证型效果比较好。

评注

阴梦多，说明心气不足。为什么治疗不用补心气的思路呢？

这是因为患者脉气整体都弱，并不是只有左寸脉弱。说明以整体的气血不足为主要矛盾，这时候用八珍汤把气血补足，心气自然也能充足。

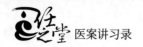

十二、失眠（胆气不降）

基本情况　邓某，男，33岁，十堰人。

主诉　失眠1周。

病史　患者平素易紧张焦虑。1周前和家人吵架生闷气后出现失眠症状，遂于3月初来诊。

现症　心情烦躁，觉得胸闷气短，睡不着，睡则多梦，伴头晕。双侧肩背部疼痛，口干口苦，纳差，胃无不适，大便稀烂，不通畅。小便正常。

舌象　舌淡但边红，苔白。

脉象　左寸脉沉陷，双关脉郁，右关郁而濡弱，左关郁滑。

处方

茯苓 20克	炒白术 20克	党参 30克	柴胡 10克
黄芩 15克	龙胆草 5克	炙甘草 10克	蒲公英 30克
首乌藤 30克	合欢皮 20克	郁金 15克	香附 15克

肠六味 （火麻仁20克，猪甲5克，艾叶5克，苦参5克，鸡矢藤30克，红藤20克）

3剂

分析　此案病机当为肝郁脾虚，胆气不降，小肠气机不畅。

双关脉郁，右关郁而濡弱，左关郁滑，提示肝郁化火，脾虚生湿；从舌象来看也是一样，舌淡苔白为脾虚，舌边红为肝经有火；左寸脉沉陷提示小肠不畅。患者吵架后生闷气，导致肝气亢盛，却郁而不能发泄，肝胆郁火不降因而发病。气郁极而不能发泄，故见心烦躁，胸闷气短。临床上见到女性患者左关脉郁滞，左寸脉不畅的，通常都有胸闷；左关脉郁滞明显同时伴有右寸脉上越的，通常还会有乳腺增生疾病，这是因为肝经过胸部乳头而胃经通过乳房的缘故。这种脉象和症状发生在这个男性患者身上，说明该患者心胸不够宽广；肝阳亢而化风，故见头晕；肝胆通于少阳之气，人身手足少阳经均过肩背部，今胆气郁而不能疏发，故见肩背部疼痛不适；肝木克于脾土，故见纳差；肝郁胆气不降，故见口苦；胆火扰心故见睡不着，睡则多梦；脾虚脾阳不升，故见口干，大便稀。足厥阴肝经与手阳明大肠经相别通，因此肠道是肝脏排出浊气的重要通道。患者生闷气，气机既不能向上发越，也不能通过肠道向下排出，气机郁在肝胆，因而发病。所以临床上很多肝胆疾病甚至肿瘤，都和肠道有关系。我们在治疗肝胆疾病的时候，可不能忘了通肠道以排肝浊这一思路。

方中以四君子汤（茯苓、白术、党参、炙甘草）益气健脾；柴胡、黄芩、龙胆、蒲公英清肝胆热。其中蒲公英味甘，性平，无毒，俗称黄花菜，擅清降胆胃之火而不伤脾胃，常有人采摘当野菜煮食。其茎独开黄花一朵，婷婷而立，可见在降胃同时，又能升脾之清阳（黄为土之色），而长于透郁热。凡是中焦郁滞化热，脉象上见双关脉郁滞，同时又见舌质偏红，用之均有良效。《本经逢原》谓用其鲜者捣汁和酒服，治乳痈效速，且服罢欲睡。可见其功擅清肝胆经、胃经之火（人身乳头属肝，乳房属胃），且有益于睡眠，故临床最宜于胆胃之气不降导致的失眠多梦、心悸心慌等，用之确有良效。只是其性平药力偏弱，用时量宜偏大，多需 30 克以上，才能取效。方中郁金、香附理气疏肝解郁。其中郁金性凉质重，能行气散结，活血通窍。因其性凉而多汁，故能清热益胆汁；因其味辛故能开通胆管；其质重故能降气。因此，郁金乃是降胆经痰热之要药，各种胆气不降导致的失眠狂躁、黄疸、胆结石、胆囊炎等均可辨证用之。方中用首乌藤、合欢皮理气通络安神；用肠六味（红藤、鸡矢藤、艾叶、苦参、火麻仁、猪甲）通小肠气，小肠通则有利于胆胃之气下降，能使一身郁滞的怒气怨气浊气，从肠道一泻而出。

3 月中旬电话随访，患者诉吃了药以后睡眠就正常了。

评注

胆气不降的脉象以左关或者左关上部脉郁，浮取即得，或弦或滑，按之有力为主要表现。结合患者生闷气病史，以及口苦、多梦及双侧肩背部疼痛症状，可以做出判断。对于这种肝胆气郁，胆火不降，上扰于心导致的失眠，予疏肝解郁，清肝热，泻胆火灵活治疗都会有效。但是要注意的是，肝与大肠相别通，如果肠道不通，肝胆火也难除，所以临床上还要特别注意看患者左寸脉有无浮取不得，大便情况有无异常。

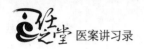

十三、失眠（肺胃不降，清阳不升）

基本情况　陈某，男，40岁，安徽人。

主诉　入睡困难2年余，早醒半年余。

病史　患者平素怕冷，以四肢和脚底怕冷最严重，夏天也必须穿袜子，冬天下半夜小腿冷胀。双手秋天容易掉皮。双眼干涩不适。有抽烟史多年。

2012年患者开始出现入睡困难症状，伴烦躁，多梦，无心悸，醒后眼干涩较平时加重，一直未予处理。半年前，患者开始凌晨1点左右无故自然醒，醒后难以入睡，曾在当地中医院以潜阳安神为法治疗，效果不明显。于2014年3月22日来任之堂就诊。

现症　入睡困难，但无烦躁，无梦，凌晨1点左右常自醒，醒后难入睡。四肢末冰凉，双眼干涩，晨起咽中有痰，纳可，胃无不适。二便正常。

舌象　舌尖红，苔中后黄腻，根有红点。

脉象　左寸脉沉细不畅，右寸关脉上越，双关尺脉弦长。

处方　
葛根 20克	丹参 20克	川芎 25克	首乌藤 40克
合欢皮 20克	乌梢蛇 30克	枳实 15克	白芍 20克
柴胡 10克	炙甘草 10克	黄芪 40克	

肠六味（火麻仁20克，猪甲5克，艾叶5克，苦参5克，鸡矢藤30克，红藤20克）

3剂

分析　此案病机当为小肠不畅，肺胃不降，阳郁清阳不升。

左脉主升，右脉主降。左寸脉沉细不畅结合双关尺脉弦长，舌中后苔黄腻，根有红点，提示阳气抑郁于下，上升不足；同时左寸脉沉也提示存在小肠脉不畅；右脉寸关上越，提示肺胃之气不降；患者脉无疲弱之象，且舌尖红，舌根有红点，但平素怕冷，以四肢明显，提示阳气受抑郁不能输布，这就是四逆散证的典型表现。四逆散由柴胡、白芍、枳实、炙甘草四味药物组成。方子出自《伤寒论·辨少阴病脉证并治》："少阴病，四逆，其人或咳，或悸，或小便不利，或腹中痛，或泄利下重者，四逆散主之。"是治疗气滞阳郁，阳气不能输布的代表方。老师认为这个方子的应用要点是手掌发红，但四肢末摸着却冷，舌质红或者有点刺，左关脉弦郁。凡是见到这种情况的，都可用四逆散加减。目受肝血，患者双目干涩，提示肝气上升不够，肝血濡润不足；肺胃气逆，痰浊不降，故晨起咽中有痰；肺胃不降，导致夜晚阳气难以下潜，阳不入阴，故而入睡困难。

睡眠以中医的角度看，睡时以冲脉运行为主，清气循冲脉上升；醒时以督脉运行为主，清气循督脉上升。而冲脉之气与肝经之气相通。子时（夜11点至凌晨1点之间）为甲木少阳胆经当令，主少阳初升之气，至丑时（凌晨1点至3点之间）为乙木厥阴肝经当令，清阳之气顺肝经从冲脉向上升发（地气上升），此时浊阴也同时通过冲脉下降（天气下降）。当肝经将清阳输布至肺经（寅时凌晨3点至5点）完毕后，是谓阳气出表，故5点过后，人会陆续醒来。故而肝经在睡眠中主导阳出于阴，对人的睡醒影响最大。睡眠时间到肝经主令的凌晨1点到3点之间，若清气循肝经上升的通路阻滞达到一定程度时，则浊气顺冲脉下降也会受阻，浊气不能下降，阳不入阴，人就会自动醒来。这种在凌晨1点到3点间自动醒来的病例相当多见，且在春季见的最多，可知是和肝经提升清气受阻有很大关系的。

方中以葛根、川芎、丹参、乌梢蛇共用提升清阳，改善心脑供血。其中重用川芎一味，张锡纯谓其能补血，为治血虚头痛之圣药，其特长在能引人身清轻之气上至于脑。现代研究发现川芎水提物与生物碱既有扩张冠脉流量的作用，又具扩张脑血管、增加脑血流量的作用。而解剖上的大脑，其实就是中医理论中的"心"。川芎为血中气药，善入肝经，引肝血上行，实际上具有"肝木生心火"之意。我们要清楚的是，所谓"木生火"，在指导临床的时候，包括了肝气能助心阳宣发的功能，这是柴胡的功效；同时也包括了肝血能上养心阴的功能，这就是川芎的作用。所以，"木生火"的全面理解应该是，肝木能生心阳，也能生心阴。从这个角度来讲，川芎是升清气、养心阴的要药！

方中重用川芎达25克，主要目的就是为了升清气，养心血，改善大脑供血（大脑相当于中医的"心"），使大脑有充足的阴血供应。这就像是给了大脑一股清凉之气，大脑就会从虚亢中平静下来，从而使这个人体的"司令官"能很好地发布睡眠的指令。其实，用大剂量川芎升清气，治疗失眠，早就可见于《金匮要略》中，《金匮要略·血痹虚劳病脉证并治》中有"虚劳虚烦不得眠，酸枣仁汤主之"。酸枣仁汤由酸枣仁、甘草、知母、茯苓、川芎组成，治疗心血亏少，虚烦不眠。其中用川芎就是为了升清气、养心血。

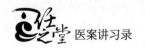

　　方中用四逆散理气解郁通阳；以肠六味（艾叶、苦参、火麻仁、鸡矢藤、红藤、猪甲）通肠道，肠道通则有利于肺胃之气下降，也利于心阳下行，与肾水交平，诸阳之气能下降，则人能入眠；合欢皮、首乌藤理气通络安神；黄芪补肺气，肺气旺才能行其肃降功能。

　　3月28日患者复诊，诉睡觉好转，能入睡，但睡得不踏实，凌晨1点不会自动醒了。二诊处方在原方基础上加半夏20克交通阴阳。

评注

　　阴阳互根，因此气机升降循环其实永远是相伴相随的。夜晚阳气下降入于阴，同时清气也上升出于阳。治疗失眠，人们往往重视"阳入于阴"，对"阳出于阴"（这里的阳气，指的是清气）却重视不够。夜晚人体阳气下潜，而人能眠。其实，在这同时存在着清气上升濡养心脑的过程，所以人才能一觉睡醒后神清气爽。有的人睡醒后仍困倦头晕就是因为清气上升不足导致，睡中自然醒则是清气上升受阻严重导致。而主导这个清气升起的主角就是肝，临床上影响肝气疏发的因素很多，可能是瘀血阻滞，可能是肝气郁而不疏，也可能是湿浊困郁阳气等，找到影响肝疏发清气的原因是治疗的关键。而这其中，重用一味川芎，引清气从冲脉上行，使阳出于阴，则能起到画龙点睛的作用。

　　那么是不是所有失眠的患者都可以大剂量使用川芎呢？

　　当然不是的。用川芎是为了提升清气，所以一定要有左寸脉不足的表现，才适合大剂量使用川芎。如果是失眠伴有左寸脉亢越的话，就不能大剂量使用川芎了。否则，本来头部气血就亢郁，再用大剂量川芎将气血引到头部，患者就会头部胀痛，甚至有发生中风的危险。临床上，有的头晕患者静滴川芎嗪后反而症状加重并伴头痛，就是这个道理。同时，我们要知道的是，阴阳永远相伴而行，川芎既然能把清气上调，同样会引起浊气也随之上行，所以，在大剂量使用川芎的同时，要同时运用降浊的药物，如肠六味、枳实、竹茹、半夏之类，这样升降循环，效果更好，同时也提高了安全系数。老师使用川芎，用量一般可达30克，有时候甚至用到40克。当然，这是建立在熟练掌握脉诊的基础上，而脉诊不过关的医生同道们，使用的时候还是要谨慎些为好。

也许有的人会问，既然用川芎是为了养心血，那么用一味酸枣仁不就得了吗？

确实，酸枣仁色赤，形如心脏，能入心养心阴心气，但是它却没有川芎提升清气的作用，不能升冲脉之气，使"阳出于阴"，不能调动冲脉的升降循环。所以，它是不能取代川芎的。

另外，从辨证的角度来看，这个患者睡醒后即觉得眼睛干涩加重，这提示患者睡眠时肝经阴血不能上行濡养眼睛，临证的时候，如果能注意到这一个细节，自然也能想到重用川芎。可知：

五行之中木生火，此火为心非为"火"。

木生心火人皆知，勿忘心阴亦木生。

川芎为血中气药，善入肝经升冲气。

清气上升养心阴，阴足火降眠能安。

十四、失眠（胃气不降）

基本情况　金某，女，51岁，德籍华人。

主诉　失眠约30年，加重2年。

病史　患者既往一直从事脑力工作，夜晚有思考问题的习惯，久之则导致每到夜晚则大脑思维兴奋，入睡困难。约30年来睡眠一直不好。2012年，患者父亲去世，心情悲伤抑郁，加之绝经步入更年期，失眠症状逐渐加重。遂于2013年11月14日来任之堂就诊。

现症　怕冷，怕风，乏力，难以入睡，睡中容易被惊醒，多梦，平均每天只能睡不到2个小时，夜晚发潮热，心悸，暴躁易怒，胃部不适，一吃东西就觉胀满。腘窝、大腿根、腋窝及肛门处瘙痒不适，痒则眠差，眠差时则更痒。时有腰酸痛。有大便秘结病史二十余年，大便通常5天一次，时溏时硬结，黏而不顺畅。小便正常。

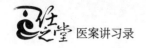

舌象　舌红少苔，舌体胖大。

脉象　右寸关脉上越，右关脉濡弱。左寸脉下陷且弱，左关脉郁，左脉整体细。

处方　茯神 30克　　白术 60克　　当归 20克　　怀山药 30克

芡实 20克　　炒薏苡仁 20克　　半夏 18克　　竹茹 20克

首乌藤 20克　　合欢皮 20克　　细辛 8克

肠六味 （火麻仁 20克，猪甲 5克，艾叶 5克，苦参 5克，鸡矢藤 30克，红藤 20克）

2 剂

分析　此案病机当为胃气不降，腑气不畅，肝郁血少，胆火扰心，脾虚湿盛。

右寸关脉上越提示胃气上逆不降；右关脉濡弱，舌体胖大为脾虚湿盛的表现；左寸脉下陷结合大便秘结病史提示小肠不通畅；左关脉郁提示肝气郁结；左脉整体细，舌红少苔提示阴血少。患者肝郁脾虚，阳气不布，故怕冷，怕风；肝气郁结，久则化火，故暴躁易怒；肝郁胆火不降，胆经痰火扰心，故多梦，易惊醒；小肠脉不畅，故大便 5 天一行，且不畅；脾虚湿盛，脾胃虚弱，运化水湿失常，就会导致时而津液少，时而水湿盛，加之血少肠道失濡，故大便时溏时硬，大便黏；脾虚则运化无力，胃逆则通降失职，因此一吃东西就觉胃部胀满；腑气不畅，胃气不降，夜晚心火不得下行与肾水相合，故难以入眠；心火不潜则浮窜，故夜晚潮热，心悸；《灵枢·邪客》云："肺心有邪，其气流于两肘，肝有邪，其气流于两腋，脾有邪，其气流于两髀，肾有邪，其气流于两腘。"患者肠道不通严重，浊气不能外排，逆传五脏经络，流注各处，故见腘窝、大腿根、腋窝及肛门处瘙痒不适；小便正常，说明膀胱气化正常。

方中当归、白术健脾养血，润肠通便。其中重用白术一味药物，因其善于治疗脾虚中焦不转，水湿不能化为津液濡润肠道而导致的便秘。临床上凡是见大便干结，右关脉濡弱，同时又可以看到舌体胖大或者水滑的，重用白术均有良好的通便作用。方中白术、当归与肠六味（艾叶、苦参、火麻仁、鸡矢藤、红藤、猪甲）同用通肠祛浊；又取温胆汤之茯神、半夏、竹茹，与肠六味共用降胃气，除痰火，三者共用行腑气通降功能，从而使得心火能下行，与肾水交平；方中以怀山药、芡实、薏苡仁健脾化湿，兼养脾阴；合欢皮、首乌藤通络理气安神。细辛味辛力猛，《黄帝内经》云："肝欲散，急食辛以散之，用辛补之，酸泻之。"患者长期悲伤抑郁，肝气郁结严重，久郁久结，非细辛不能开，故方中用细辛开散郁结，使肝能行其疏泄功能，从而心情舒畅，且肝气疏发则胆火能降。因此以辛窜为长的细辛用在这里反而有助于改善睡眠。

　　11 月 16 日患者复诊，诉服药效果明显，服药当晚睡眠即很好，服药期间大便二日一行，顺畅，身体各处瘙痒也减轻。

评注

　　中医理论讲究"天人合一"。我们生活在天地之间，一切活动都是和自然规律相协调的。早上太阳升起，人体的阳气也出表，而人就会醒来。晚上太阳落下，我们人体的阳气也跟着下降，人体就要开始休息，进入睡眠。所以，古人是"日出而作，日落而息"的。可见，睡眠和醒来，其实就是人体阳气跟随自然规律升起和降下的过程。

　　而胃气下降，是阳气下降的一个重要环节。《素问·逆调论》云："阳明者，胃脉也，胃者六腑之海，其气亦下行，阳明逆，不得从其道，故不得卧也。"指出胃是六腑之海，是六腑气机下行的重要通道。而六腑与五脏相为阴阳表里。因此，胃气上逆到了一定程度就会导致夜晚五脏六腑气机不能下潜归原，夜晚阳气不跟随自然规律下潜，导致器官仍处在工作的亢奋状态，则必然影响睡眠。我们平时常说"胃不和则卧不安"，讲的就是这个道理。在临床上，我们可以观察到胃肠不好的患者，睡眠通常也会有问题。胃肠有蕴热的小孩子，多数睡觉不好，即使睡着了，也经常会睡中滚来滚去。因此，治疗失眠，我们不能只在养心安神的圈子里打转而忽视了患者胃肠的情况。须知，以降胃通肠为法降六腑，导心火下行，是治疗失眠的重要方法之一。所以，临床上凡是失眠同时伴有长期便秘的患者，通过药物调理，令大便能通畅，就会收到意想不到的效果。

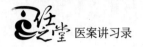

十五、失眠（气逆不降）

基本情况　郭某，女，54岁，十堰人。

主诉　失眠二十余年。

病史　患者平常上夜班多，工作压力大，性格要强，办事认真，思虑多。自1994年开始出现失眠，夜晚毫无睡意，思虑不断，难以入睡，即使入睡后也多梦，易醒，但不烦躁。2008年患者曾严重心慌，动则心慌气喘疲劳，于当地医院诊断为冠心病，经住院中西医结合治疗后有好转。2010年出现双臂疼痛，怕冷怕风。二十余年来，经多方调治失眠，但效果均不理想，遂于2014年6月30日来任之堂就诊。

现症　眠差，难以入睡，多梦易醒。每天上午咽喉有黏稠浓痰。睡不着时出现心下部位少许闷痛，无心慌心悸之感，全身乏力，尤以双腿为重，夜晚口干但不欲饮水。舌两边及舌根经常痛，纳可，易胃胀，偶有打嗝，无反酸，二便调。

舌象　舌质红，苔薄黄，舌下脉络曲张。

脉象　双手脉上越，左寸脉不畅。脉整体偏细。

处方

黄连5克	黄芩10克	龙骨20克	牡蛎20克
枳实15克	竹茹20克	陈皮10克	茯神30克
法半夏20克	炙甘草10克	红参25克	麦冬15克
五味子5克	酸枣仁25克	鸡血藤30克	3剂

分析　此案病机当为气逆不降。

双手脉上越提示气逆不降；脉整体偏细提示阴血不足；左寸脉不畅结合患者冠心病病史及睡不着时心下部位少许闷痛症状提示心经有瘀滞。患者肺胃之气上逆，浊气不降故见每天上午咽喉有黏稠浓痰；气逆肺气不降，夜晚"卫气不得入于阴，常留于阳"，故而难以入睡；睡眠不好，思虑不停，气血不断地向头部输送并被消耗掉，导致精血不足，故而全身乏力；舌为心之苗，心经瘀滞不通，故见舌痛；气血升降互为循环，今气血上逆，夜晚不能循冲脉下降，则夜晚清阳之气循冲脉上升也受阻碍，故而见夜晚口干。

方中以黄连温胆汤（黄连、茯苓、法半夏、陈皮、枳实、竹茹、炙甘草）加黄芩为主方，其凉降之力，犹如醍醐灌顶，从顶部给上逆的气血一个向下按的力量。临床上，但凡见双手脉上越，同时见舌质红，多梦、易醒者，则说明气机上越，伴有胆胃之气不降，这个时候都可以考虑用黄连温胆汤加减治疗。方中用龙骨、牡蛎者，其质重能引上越之气下归丹田。其中龙骨埋藏于土中数千年之久，深得敛藏之气，其味涩能黏在舌头上而不掉，长于固摄阳气不令浮散；牡蛎味咸，潜于海水中，其壳两片相合，有抱合之力，长于收合肾水不令泛溢。两者合用，降逆化痰，敛气安神，从底部给上逆的气血一个向下拉的力量。方中生脉饮（红参、麦冬、五味子）益气生津；方中酸枣仁形状长得像心一样，且其色红通于心脉，其仁多油能养心阴，故长于养心阴安心神；方中鸡血藤活血通络。

8月28日电话随访，患者诉吃药后睡觉好转，能入睡了。

评注

思虑不停，但人不烦躁，就是眼睛睁得大大怎么也不能入睡。不少失眠患者都会有这种情况。这是为什么呢？

《黄帝内经》早就给出了解答："黄帝曰：病而不得卧者，何气使然？岐伯曰：卫气不得入于阴，常留于阳。留于阳则阳气满，阳气满则阳跷盛，不得入于阴则阴气虚，故目不瞑矣。"指出肺卫之气不降，是导致眼睁不眠的原因。因肺主一身皮毛，也包括面部，双目位于面部，若肺气不降，其气以卫外为职务，能令人体表皮总处于警惕的状态，自然就会眼睁而不能入眠。反过来，当肺表阳气充盛的时候，眼睛自然能睁开，这也是为什么治疗重症肌无力眼睑下垂用大量黄芪有效的原因啊！

也许有的人会问，这个患者脉细，说明有阴虚，同时又有双脉上越。这种阴虚火亢的病证为什么不用专门治疗阴血火旺失眠的黄连阿胶汤呢？

这是因为，本病案患者虽然不能入眠，但是人却不烦躁，说明气亢在肺表，但气虽亢而心火不亢，提示阴血虽少，但肾精还能够上济于心，所以患者无心烦及小便黄等心火亢的症状。这就告诉我们，这个患者是以气机亢越为主要矛盾，而不是阴虚火旺。因此治疗不用黄连阿胶汤而用黄连温胆汤。

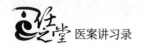

十六、失眠（阴虚火亢）

基本情况　郑某，女，35 岁，山东人。

主诉　难入睡 6 年，加重半月。

病史　患者平素性情急躁，爱吃辛辣酸及冷冻食品。平时冬天怕冷，夏天怕热。眼睛常常肿胀不适。从 2008 年开始出现失眠，心情烦躁，人虽然很困，但是睡不着，即使入睡也是多梦，易惊醒，或时有梦魇难以醒来。疲劳及心情不好时失眠症状加重。近半月来，患者失眠较以前加重，并且醒后疲累，头昏沉，眼睛难睁开，醒后腰痛。常常凌晨 3 点左右无故自动醒。遂于 2014 年 8 月 13 日来任之堂就诊。

现症　烦躁，夜难入睡，醒后疲累，纳差，时有胃胀痛、反酸水，口干，多饮，大便正常，小便频，夜尿多。

舌象　舌边尖多红点，舌质淡，苔黄腻。

脉象　双手脉上越，左关脉郁弦滑，双尺脉沉细。脉整体弦亢，但脉气疲弱以右脉明显，右尺脉明显弱。

处方　黄连 5克　　香附 20克　　　　王不留行 30克　　肉桂 5克（后下）
　　　　黄芩 15克　　白芍 20克　　　　阿胶珠 30克（烊化）　鸡子黄 3枚
　　　　5 剂

分析　此案病机当为肾精不足，心火亢盛，心肾不交，肝郁化火。

双手脉上越弦亢，双尺脉沉细，提示肾中阴精不足，阴不涵阳，气血亢越于上；左关脉郁滑，脉整体弦亢，提示肝郁化火，肝气横逆；脉弦亢上越而右尺脉疲弱明显，说明火亢于上而不足于下，为心肾不交的表现。患者平素爱吃辛辣，则气血容易走窜上越；爱吃冷冻食品则伤阳败胃。性情急躁者，肝气多盛。气血亢越于上则夏天怕热，不足于下则冬天怕冷，阴血亏少，双目不濡，故常常眼胀不适；火亢于上，故心烦躁，口干多饮；气血上逆，到夜晚阳气仍亢奋不已，不能跟随自然气化规律而下潜故而难以入眠；肝胆火盛扰心，故多梦易醒；肝木气亢，脾土受克，故见纳差，时有胃胀痛，反酸水；夜晚本该心火下潜，温化肾水，肾水蒸化后成为清阳之气由肝经输布，循冲脉上升濡养心脑，今患者心肾不交，以致清阳生化不足，故醒后觉疲累，出现头昏沉等不适；凌晨 3 点为丑时肝经主令，今肝气郁结，不能行肝气输布清阳之职，故常常在凌晨 3 点自动醒来。

方中以交泰丸（黄连、肉桂）上清心火，下暖丹田，交平心肾。最适合于失眠而见左寸脉亢越右尺脉不足的患者；以黄连阿胶汤养阴精平亢火。黄连阿胶汤由黄连、黄芩、白芍、阿胶、鸡子黄组成，出自《伤寒论·辨少阴病脉证并治》："少阴病，得之二三日以上，心中烦，不得卧，黄连阿胶汤主之。"为治疗阴虚火旺，烦躁不得眠的代表方。香附、王不留行疏肝行气。其中香附茎叶色青，通于肝之色。茎枝三棱形，节发三枝，花开三簇，得肝之数（三在后天八卦中属震，属肝）最厚。王不留行者，其名意为"虽有王命不能留其行"，俗有"穿山甲，王不留，妇人服了乳长流"之语，可见其性行而不住，故乳停者能令其出，血停者能令其行，难产者能令胎下，甚至木刺留于肉内亦能令其出。可见其气化与郁滞最不能相容。因此，香附、王不留行两者同用，最能疏导肝气，宜于肝郁邪留各证，老师见左关脉郁滞严重者多用之。

8 月 17 日电话随访，患者诉吃药后能入睡了，口干也减轻了，睡起疲累感、头昏沉感及腰痛均减轻，仍多梦，凌晨自醒。

评注

或问，本病例气血上逆，上盛下虚，为何不用黄连温胆汤加减治疗？

因为患者心烦躁、舌红，脉弦亢，为心火亢盛的表现，心火亢而不息，不停抽调气血上行，则肾精不断地被消耗。双尺脉细为肾精不足的表现，肾精不足，一则封藏无力，眼看着气血上逆也没办法，二则肾精不足，不能上济心火，则心火亦难平。心火亢越不平，则肾精不断地被消耗，从而形成恶性循环。故而本案虽然有脉上越、胃胀痛、反酸水等气机上逆的表现，但以心肾不能交平为主要矛盾。黄连温胆汤虽然能平火降逆，但不能补益肾精，虽能灭实火，但不能壮水之主，故不能平阴火。因此，此案选用黄连阿胶汤而不用黄连温胆汤。

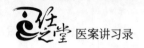

十七、失眠（气亢越而阳郁）

基本情况　张某，男，24岁，山西人。

主诉　烦躁不能眠1月余。

病史　患者平素经常熬夜看书，性生活不节制。2013年6月患者出现头晕，走路不稳症状，伴双耳鸣，隆隆样。经多方治疗，稍好转。7月份前患者自己按火神派套路，服用大剂量附子、干姜等温阳类中药，出现烦躁之症，继而夜不能寐，后改服温胆汤等寒凉药，失眠烦躁无好转，反增脖子僵，腰背凉等症状，遂于8月17日来就诊。

现症　夜晚思绪不断，烦躁难以入睡，睡觉躺下时觉脑中空痛，昏沉如石压头，且睡时眠浅易惊醒。口苦，咽干但不欲饮水，并伴有咽痛，咽喉异物阻塞感。脖子僵硬，后背凉，腰部酸沉发凉。双腿发软，走路发飘。胸闷提不上气，手脚心热，出汗多，以上身明显，且活动即热汗大出。胃纳可，大便畅，小便无力。

舌象　舌质淡，舌边尖多小红点，中后部苔黄腻水滑。

脉象　双手脉上越，脉整体浮而弦亢，大而不柔和，按之弹指。

手诊　指甲泛红，月牙少，食指指甲下弯，指背有青筋，手掌阴面潮红而热。

处方

藿香 12克	栀子 6克	防风 30克	红参须 20克
麦冬 15克	五味子 5克	龙骨 20克	牡蛎 20克
木香 12克	2剂		

分析　此案病机当为精亏，气亢越而阳郁。

双手脉上越，脉整体浮而弦亢提示精气亏虚，气血不能内守而外越；脉亢大而不柔和，按之弹指提示湿气困郁阳气且伴有气机亢越；指甲泛红，月牙少，食指指甲下弯，指背有青筋，手掌红而热，这些体征都是阳气郁而不能疏发的表现。患者平素经常熬夜看书，性生活不节制，导致精气耗损，精亏不能行其固摄之职，则心肾之火易于浮越妄动。故常言云：精亏者思淫，思淫则精愈亏。两者形成恶性循环。精亏日甚，下元不足，故而走路不稳；精亏则阴火上干，清阳不至，故而头晕、耳鸣；自己服用大剂温阳药后煎劫阴精，阴本涵阳，今阴削一分，则相应地产生一分浮阳，以致浮阳亢越无制，故而出现烦躁不能眠；又服用温胆汤等寒凉药，药不得法，浮阳不纳，反而损伤阳气，阳本化阴，今阳损一分，则相应地产生一分寒水，寒水循足太阳膀胱经而走，故出现脖子僵，腰背凉；气亢越不能下潜，故而夜晚思绪不断，难以入睡，眠浅易惊醒也是气浮而不定的表现；气机亢越但阳气却郁而不能疏发，故而人烦躁不宁，就像一辆车挂了高速挡却跑低速就会抖动一样；气亢越肺胃之浊气不降，故见咽喉异物感，胆气不降故见口苦；阴火上浮而正气不足，故见口干不欲饮；睡觉躺下时阴气上逆加重，故而脑空痛，头昏沉；上盛下虚，底盘不稳，故见双腿发软，走路发飘；阳郁内蒸，故见手脚心发热；阳郁不能疏发，清阳之气在上在表均不足，故见胸闷提不起气；气亢越而正气不足，故见汗多，又因阳郁阳气不足于上，不能固护上焦体表，因此出汗以上半身明显。

方中藿香、栀子、防风出自泻黄散（藿香、防风、石膏、栀子、甘草）。泻黄散是治疗脾经湿盛阳郁的代表方。阳气被水湿困郁犹如闷热潮湿的房子，其中藿香芳香能化湿醒脾，其芳香开散之力犹如给房子打开窗口一样。防风疏导升提阳气，犹如给房子吹进一股清风。栀子性凉，能分导郁热下行，从小便而出。三者合用则房子空气流通，水湿自然随着郁热一起风消云散。气亢阳郁，日久耗伤气阴，故方中用生脉饮（红参、麦冬、五味子）益气生津。龙骨、牡蛎重镇下行，敛正气而不留邪气，乃为治疗下元亏虚，固摄无权，气机浮亢之要药。用木香以通三焦之气。

8月20日患者复诊诉服药后无烦躁，能入睡，但整天想睡觉。头无昏沉感，头空痛的感觉已经减轻。咽痛的症状已经消失，仍有口干。腿软无力已经消失，走路仍有发飘。双耳鸣基本消失，背凉、脖子僵好转。仍有胸闷，气提不上来，时有心慌，手心热汗多。

分析 患者郁热减轻，故而能入睡。患者长期眠差，身体需要通过睡眠来调整和休息，因此能睡后总觉睡不够。能入睡则心肾能相交平，心肺阳气能下降，肾中清阳能蒸化上升，因此诸症均能减轻。

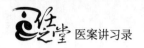

评注

　　气机亢越而阳气却被郁闭，在现代社会是比较常见的病机。气机亢越多与浮躁、充满诱惑的社会大环境有关。而阳郁多与饮食贪嗜冷冻、鱼虾、瓜果等寒湿之物，衣着暴露，爱吹空调，常久坐，少运动等有关。治疗上不能因为阳气郁见热象而一味使用清热药物，因为清热药物多苦寒下行，与阳气疏发之性不容，虽能清一时之热，却会导致阳气更加郁闭；也不能因阳郁不疏而见虚寒之象而滥用温补，因为补阳而阳气不能流通，反而会加重郁热。同样，也不能因为见气机浮逆而单纯使用降逆的方法。总的治疗原则，应在降下逆气浊气的同时，用辛香之品开散郁结，用风药疏发阳气，如此外疏内泄，则清升浊降，阴阳循环，才能取得好的疗效。

失眠总结

　　失眠是十分常见的疾病。从中医的角度来看，失眠到底是怎么产生的呢？

　　《黄帝内经》云："黄帝曰：病而不得卧者，何气使然？岐伯曰：卫气不得入于阴，常留于阳。留于阳则阳气满，阳气满则阳跷盛，不得入于阴则阴气虚，故目不瞑矣。"这段对话从中医角度高度地概括了人体睡眠的机制。岐伯回答黄帝的提问时说："卫气不得入于阴，常留于阳。"为什么说的是"卫气不得入于阴"，而不说"气不得入于阴"，或者"阳气不得入于阴"？我个人认为岐伯这么说是要强调阳气分布在肺表卫分，不能下降收敛是人目不能瞑的原因，同时也提示人处于"醒"的状态是因为阳气位于肺表，这就是人在肺经行令完毕（早上5点后）后会陆续醒过来的原因；也是《伤寒论》治疗少阴病"脉沉细，但欲寐"用麻黄附子细辛汤中麻黄的原因；也是治疗湿气困阻昏昏欲睡须用风药的原因。或许，从这里我们还能推广"阳气不能达于肺表"是不能醒的原因。换个角度来看可知，使得阳气达于肺表是治疗一切该醒而不能醒的疾病的关键。比如说小儿夜尿而不知醒，梦魇不能醒来，中风昏迷不醒，甚至是植物人能听能流泪就是不能醒等，都可在辨证的基础上加麻黄等药引阳气达于肺表。

由此我们得知"阳气不能达于肺表"时，则想醒也醒不了，而"卫气不得入于阴，常留于阳"时，则"目不瞑"而想睡也睡不了。

人要入睡，首先要眼睛能自然闭上，因此，人要入睡首先要肺表卫阳之气能入于阴分。那是不是只要肺表卫气能下降人就能入睡了呢？接下来"留于阳则阳气满，阳气满则阳跷盛，不得入于阴则阴气虚"这句话进一步给出了答案。我们白天活动，气机外发，消耗精气，是谓"气留于阳"；夜晚睡眠休息，五脏气机内守潜伏，蒸化肾阴，化为清气，补充白天消耗的精气，是谓"气入于阴"。就像一辆汽车，白天要开出，晚上要开回来加油一样。如果夜晚人体五脏阳气不潜，则"留于阳则阳气满，阳气满则阳跷盛"，脏腑就会处在亢奋的工作状态，人就不能入睡。比如心火亢而不降则人烦躁不能眠，胆气逆不能降则人易惊多梦不能眠，胃气逆不能降则卧不能安等。此外，还有各种原因导致的阳郁也会影响睡眠。因阳气困郁，出入不得，则醒时阳气不出而昏昏沉沉，睡时阳气不入而辗转难眠。

另一方面，阴阳互根，永远相伴而行。夜晚人体气机从冲脉下行，这同时，必然存在着清气上升的过程。就像太阳落下，同时月亮会跟着升起一样。这清气从冲脉上升，就像一轮明月从海上升起，而能濡养心脑，犹如一股清凉之气，能使得大脑从亢奋的工作状态平静下来，人才能入睡。否则，清气不升，大脑中精血不足，虚火就会亢盛，人就会烦躁不能入睡。这时候如果单纯降浊气的话，浊气降的同时清气上升也受到抑制，治疗效果就不好。因此，我们在治疗失眠的时候，应该以升清为主还是应该以降气为主就要心中有数。

那么，到底应该怎样判断呢？

这个时候，脉诊就显得尤其重要了。如果失眠同时伴有脉势上越，就说明是气机上越不降，阳不入阴导致的失眠，这时候就应该以降气为主。如果失眠同时又见到有左寸不足的话，就说明失眠和清气不升有关。这种情况如果伴有大便不通的话，则必须要先通大便。大便通了，清气才能上升。同时还要重用川芎，升清气，养心阴。这样治疗效果就会好。

现代生活中影响睡眠的因素很多，比如思虑过多、欲望太盛，则气血上越，大脑不停地运转，根本停不下来而不能入眠；饮食不节，酒肉厚味，辛辣酸冷，过食则伤及胆胃，胆胃不降则卧不能安；生活放纵无节制，如纵欲、熬夜、过劳等，则精亏阳气不能内守而上越故虚烦不能眠等。治疗上，若见脉

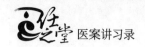

亢上越而尺脉细，症见烦躁不宁者，可用黄连阿胶汤加减；见左寸脉亢而右尺脉弱，症见烦躁、舌红、尿赤而腰腿酸软无力者可选交泰丸加减；脉上越，上独亢而下不甚虚，并可见舌质红者，可用黄连温胆汤加黄芩加减；见左关或关上独浮亢，症见多梦易惊者可用温胆汤加减；见右关或关上抬起独浮亢，症见胃胀打嗝反酸者可用半夏秫米汤加减；见脉或上弱下强，或浮取弱沉取有力，或弦数而不柔者，同时又可以看到舌质红者，多为阳气郁闭，升降出入不得，这种情况在泄热同时，需要配合疏风升阳的方法才能取效。但归根结底，在药物治疗的同时，还须患者调整心态，提高自身修养，改正不良生活习惯，才能获得好的稳定的疗效。

第三讲

皮肤痒疹

皮肤病治疗难度大，中医有"治病不治皮"之说。相对而言，痒疹是皮肤病中比较容易取效的一类。老师让我专门就痒疹病案做一总结。一来，由浅入深，方便于学习进步；二来，整理成医案，奉献给读者，有抛砖引玉之意。

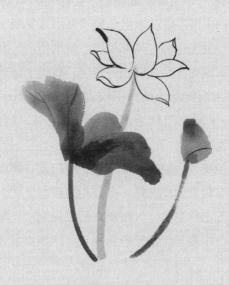

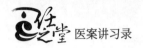

十八、风疹（脾虚湿泛）

基本情况　王某，女，33 岁，十堰人。

主诉　身痒起风团 3 天。

病史　患者平素脾胃虚弱，容易胃痛、胃胀、拉肚子。5 天前和朋友吃了很多虾，次日出现胃痛不适症状，3 天前开始全身出现白色疱疹，如水晶样，伴瘙痒，随后出现风团。

现症　全身多处散在风团，抓则融合成片，痒亦加重，皮肤轻划则起痕，瘙痒。风团早上严重，下午减轻。心烦躁，纳差，无腹痛，但时有腹部鸣响不适，大便溏，小便黄。睡眠可。

舌象　舌质淡，苔薄白。

脉象　左寸沉细。右寸关濡，浮越。脉整体细而软。

处方

牡蛎 20克	泽泻 20克	杏仁 25克	浮萍 10克
生姜皮 15克	大腹皮 10克	茯苓皮 30克	桑白皮 20克
陈皮 8克	红参 15克	银杏叶 40克	蝉蜕 15克
黄芪 40克	防风 10克	3 剂	

分析　此案病机当为肺脾虚弱，水湿溢于皮下兼有风邪侵犯肌表。

李中梓在《诊家正眼》中说"右寸见濡，膜虚自汗……右关逢之，脾虚湿浸"，患者右寸关部脉濡，提示肺脾两虚，脾虚水湿上泛；左寸脉沉细，脉整体偏软，提示整体阳气不足，水湿偏盛，心阳无力推动水湿。脾虚水湿不化，则上输布于肺，肺虚既不能使水湿从肌表发出，又降下无力，故水湿之气停留于皮下。肺既虚，卫表不固，风邪侵袭，风水相合，发为本病。患者右寸关脉浮越，正是风邪水湿在上焦在肺表的表现。晨起水湿随少阳之气升发，故症状早上加重。下午水湿随着人体气机收敛下降，皮下水湿也随之减少，故患者风团下午减轻。水湿之气伏于皮下，随风而动，故患者可见明显皮肤划痕。

方中五皮饮由生姜皮、大腹皮、茯苓皮、桑白皮、陈皮五味药物组成。方中五味药物均用皮，有以皮达皮之意，全方药力直指皮肤。其中茯苓皮健脾运化水湿，桑白皮入肺泄上焦之水，大腹皮直泄三焦之水，陈皮理气降胃，生姜皮则最能治脾胃水气。生姜长于治疗胃肠水气，这一点通过《伤寒论》中半夏泻心汤和生姜泻心汤的对比就能体现出来。半夏泻心汤由半夏、黄芩、干姜、人参、炙甘草、黄连、大枣七味药物组成。其条目为："伤寒五六日，呕而发热者，柴胡汤证具，而以他药下之，柴胡证仍在者，复与柴胡汤，此虽已下之，不为逆，必蒸蒸而振，却发热汗出而解。若心下满而硬痛者，此为结胸也，大陷胸汤主之，但满而不痛者，此为痞，柴胡不中与之，宜半夏泻心汤。"生姜泻心汤由半夏、黄芩、干姜、人参、炙甘草、黄连、大枣、生姜八味药物组成。其条目为："伤寒，汗出，解之后，胃中不和，心下痞硬，干噫食臭，胁下有水气，腹中雷鸣，下利者，生姜泻心汤主之。"对比可知道，半夏泻心汤证以中焦痞结为主，生姜泻心汤证以中焦痞结兼胃肠水湿重为主。组方生姜泻心汤比半夏泻心汤加了一味生姜，而减少了干姜的用量，由此可知，生姜是一味治疗胃肠水气的良药。

五皮饮通常用来治疗病后肺脾气虚，水湿散溢皮肤导致的水肿。它能理肺脾之气，以皮达皮，能泄皮下水湿，因此，用以治疗寒湿伤胃后引起的风疹发作，病机十分切合，故以其为主方。

方中所加蝉蜕为蝉之皮，张锡纯谓其有以皮达皮之力，为治瘾疹要药，且蝉专吸树汁而时有小便，故又能利小便而除水湿，用于本病亦为不二之选。浮萍生于水中，宣肺解表同时善化水湿之气。朱震亨谓"浮萍发汗，胜于麻黄"，风热痒疹，用之效佳。杏仁降肺气，与浮萍同用，一宣一降，有麻黄汤中麻黄杏仁同用之意，宣泄肺表水湿。本病风团虽然越抓越痒，但是如果通过局部拍打，至皮肤充血，微汗出，可以起到很好的止痒效果。其机理是拍打后局部血管扩张，血行加快，风邪水湿能随汗出，同时水湿也能通过血管运走。由此可知痒疹类疾病都与血液运行有很大关系。《黄帝内经》中说的"诸痛痒疮，皆属于心"就是这个道理。因为心主血脉，若心的力量不够，阳气不足，则无力化湿，也不能够将水湿从血脉中运走。患者左寸脉沉细，故方中用红参、银杏叶强心温阳以胜水湿。膀胱者，州都之官，津液藏焉，气化则能出矣。足太阳膀胱经是水气运行的大道，所以，治水湿安能不治膀胱？故方中加泽泻泄膀胱水，助心阳，有釜底抽薪之意；加牡蛎，用其敛合之力，将水湿降下封藏。黄芪主入手太阴肺经气分，用其益气以运水湿。防风引黄芪之力达于肌表，防止风邪再次入侵，即"防风"之意。

患者3天后复诊，痒疹基本痊愈。要求治疗月经不调。

这是一例典型的五皮饮证。五皮饮证病机为肺脾虚，胃气损伤，水湿泛表。临床上，但凡见到饮食不慎，吃寒湿食物，如水果、鱼虾、冷饮等之后随即出现痒疹风团发作，脉象见右寸关脉上越而濡弱的，用五皮饮治疗，效果都很好。

十九、痒疹（风寒闭表，水气内停）

基本情况　陈某，女，32岁，十堰人。

主诉　全身起红色疹点伴瘙痒半月。

病史　患者平素基本不出汗。7月初连着吹了几天空调后，双侧腘窝处开始出现红色疹点，伴瘙痒，无渗液，抓则融合起团块，后发展至手部及腰部背部均出现红疹，遂于7月20日来就诊。

现症　全身皮肤散在红色疹点，突出皮肤，伴痒，抓则痒甚，皮肤划痕阳性，胃不好，一吃凉的食品就胃胀胃痛，胃纳差，平素大便烂且黏，一周一行，大便无力，排不干净，睡眠差，易醒，常做噩梦，梦到死人，伴心慌心悸，小便黄。

舌象　舌质红，舌体胖大，舌苔黄腻。

脉象　双寸脉沉细，双关尺沉弦有力，数而不柔。

处方

丹参 30克	石菖蒲 15克	泽泻 20克	滑石 15克
珠子参 10克	生石膏 20克	荆芥 10克	防风 10克
枳壳 12克	桔梗 12克	木香 15克	蛇床子 10克
黄芪 30克	生姜 20克	大枣 5枚	浮萍 10克

3剂

分析　此案病机当为风寒闭表令水气内停皮下与风邪相合，下焦水湿郁闭阳气，兼素有肠积，心阳不足，脾胃虚弱。

患者平素基本不出汗，说明素有表气不足，肺表不畅。发病前连吹几天空调，风寒闭表，导致肺气更失宣发，水气不能从肺表化汗而出，则必内走，若停于胃则恶呕，停于心下则心悸，下驱膀胱则尿频，该患者水气停于皮下与风邪相合故为瘁疹。寸脉沉细，结合大便一周一行，无力，排不干净，说明患者素有严重的肠道积聚；常做噩梦，梦到死人，伴心慌心悸提示心阳不足，阳光不能克制阴霾之气，下焦阴寒之气干心；胃纳差，平素大便烂且黏，吃凉则胃胀胃痛，说明患者平素脾胃虚弱；双侧关尺脉沉弦有力，结合小便黄，提示中下两焦水湿困结，郁闭阳气而化热；脉数而不柔正是阳气郁而化热不能透发的表现。

治疗整体思路以外疏肺表内泄水湿为主。方中泽泻入肾经，行水利湿，最能祛下焦水气浊气而助心阳；滑石性凉而滑，善泄水中之热，又善通利小便而泄水湿，长于清上焦浮热令从小便而去，为治湿热兼浮热良药。浮萍以紫背者为佳，它长于水中，故能入于水邪之中，色紫，故能入血分。因此浮萍善于透水中风热，善治疗风热瘁疹各症。有人专门作采萍歌云："不在山，不在岸，采我之时七月半，选甚瘫风与缓风，些小微风都不算，豆淋酒下两三丸，铁幞头儿都出汗。"《神农本草经》谓其"味辛，寒。主治暴热身痒，下水气，胜酒"，可见其发汗力强大，不输麻黄。浮萍与泽泻、滑石同用，一宣一泄，有提壶揭盖之妙，令水湿上下分走，尽去无遗。蛇床子最长于治下焦湿毒生瘁疮；防风合荆芥祛风止痒，与黄芪共用提升阳气，运阳以化湿；石膏清热；桔梗、枳壳、木香运转中焦，兼能开通上焦；"诸痛瘁疮，皆属于心"，故以丹参、石菖蒲、珠子参开心窍，通心脉，其中珠子参还长于透发郁热；生姜、大枣益脾胃，助脾阳以运湿发汗。

二诊 患者3天后复诊，皮肤红疹基本消退，痒减轻，抓也不会起痕了，不再做噩梦。余症基本如前。脉象双寸沉细，双关尺脉弦。

处方 火麻仁 20克　猪甲 10克　艾叶 5克　苦参 5克
　　　　鸡矢藤 30克　红藤 20克　白术 100克　生何首乌 20克
　　　　威灵仙 15克　石菖蒲 15克　胡麻仁 15克　丹参 40克
　　　　红参 25克　银杏叶 30克　薄荷 6克(后下)　3剂

分析 患者疹痒减轻，红疹消退，抓了也不再起痕，说明肺表已经宣通，皮下水湿消散，郁热也随之解除。既然患者肺表宣畅，皮下水湿基本清除，下面治疗的重点就在于"心阳不足，肠道积聚和脾胃虚弱"了。故方中以肠六味（火麻仁、猪甲、艾叶、苦参、鸡矢藤、红藤）通肠排浊。肺与大肠相表里，

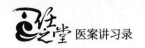

肠道浊气停留，肺表就会出问题，因此很多皮肤疾病都和肠道有关。只有肠道垃圾清除干净，肺与大肠表里通透，皮肤疹痒才能根除。同时肠道通畅，心气才能布达，心之阳气输布，才能将水湿等垃圾彻底地代谢排出，由此可见心肠同治在治疗皮肤疾病中的重要性。故方中还加丹参、石菖蒲、红参、银杏叶扶心阳，开心窍，通心脉；再以大剂量白术健脾化湿，润肠通便。老师对脾胃虚弱，大便数日乃至一周未行者，常重用白术60到120克，取其健运脾胃，能化痰湿为津液的特点。临床上凡是见大便秘结，或干或溏，同时有右关脉濡弱，舌体淡而胖大，就提示便秘与脾虚津液不化有关，这种情况重用白术，效果就很好。以薄荷疏肝透表。方中威灵仙、石菖蒲、苦参、胡麻仁、何首乌同用化湿毒，通腑气。药物组合出自《奇效良方》，书中有诗云"威灵甘草石菖蒲，苦参胡麻何首乌，药末二钱酒一碗，浑身瘙痒一时无"，是治疗顽固性疹痒的验方。

三诊　5天后，患者复诊，疹痒消退，唯有手肘窝和腿腘窝处遗留色素沉着，心慌心悸稍好转，大便3日一行，较前有力，眠仍差，易醒。

处方　火麻仁 20克　　猪甲 10克　　艾叶 5克　　苦参 5克

　　　　鸡矢藤 30克　　红藤 20克　　生白术 100克　　生何首乌 20克

　　　　威灵仙 15克　　石菖蒲 15克　　胡麻仁 15克　　丹参 40克

　　　　红参片 25克　　银杏叶 30克　　桂枝 8克　　薄荷 6克（后下）

　　　　3剂

分析　患者手肘窝和腿腘窝处遗留色素沉着正说明心脏无力，排运垃圾能力不足。在二诊方基础上加桂枝以助心阳。

约半月后随访，患者无疹痒发作，亦无心悸心慌。大便有时一日一行，有时二日一行，较有力，饮食不注意仍胃胀胃痛，睡眠差，易醒。嘱其复诊治疗脾胃及睡眠。

── 评注 ────────────────────

　　本病案与前面风疹（脾虚湿泛）案一样，均以水湿溢于皮下兼有风邪为主要病机。但为何本案皮下有水湿而右寸脉不见浮濡？且治疗上不用五皮饮？

因为本案患者水湿主要位于中下两焦，且水湿都闭阳气，以致阳气不升，则必导致双寸脉沉细。我们在临床上其实经常可以看到这样双关尺脉弦大有力而双寸脉沉细的患者，就是这个道理。这种患者必须化其水湿，导其郁热，双寸脉才能畅达。虽然本案以皮下水湿为主要病机，但皮下水湿为肺表闭郁所致，相对中下焦水湿轻得多，在这种情况下，后者的脉象自然就会把前者的脉象掩盖掉，故而患者虽然皮下有水湿之症（风团伴痒），但右寸脉不见浮濡而见沉细。脉象的掩盖现象在临床上是非常常见的，有时最突出的脉象反映的并不是疾病的主要矛盾，因此我们诊治疾病时，必须病、症、脉、证相合，才是正确的方向。

因此，虽然两者具有脾虚水湿内盛，但本案为风寒侵袭，肺表不宣导致发病，所以治疗须用浮萍、荆芥、防风大力宣发，配合滑石、泽泻向下疏泄水湿。前案为肺胃气虚，寒湿伤胃，导致胃中水湿上泛肺表引起发病。两者病机一为不宣，一为上泛。病机不同，治疗方法当然也不一样。

也许有的人还会问："既然患者肠道不通严重，为何不一开始就直接用通肠的方法呢？"

要知道，通肠泄浊取效虽快，但是运用通肠法也是有讲究的。《伤寒论·伤寒例第四》（桂林古本）有讲："凡伤寒之病，多从风寒得之。始表中风寒，入里则不消矣。未有温覆当而不消散者。不在证治，拟欲攻之，犹当先解表，乃可下之。若表未解，而内不消，必非大满，犹有寒热，则不可下。若表已解，而内不消，大满大实，腹坚，中有燥屎，自可除下之。"还讲："诸外实者，不可下。下之则发微热，若亡脉厥者，当脐握热。诸虚者，不可下之。下之则大渴，求水者易愈，恶水者剧。"可知，由来治疗外感疾病，表邪未解，就不能单用下法祛邪，否则会导致邪气内陷。因此本案治疗先解表通阳，再通肠泄浊。

那为什么不是解表和通肠泄浊同时进行呢？

这个思路当然可以考虑。民国名医曹家达，人称"曹一贴"，就喜欢麻黄汤与大黄同用治疗风寒外感伴胃肠积聚证，应手而愈病。但是本病案患者便秘严重，非一两味药物就能起效。若通肠与解表同时进行，药方未免显得庞大臃肿，药力分散，没有主攻方向，效果反而不好。

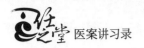

二十、痒疹（阳虚水泛）

基本情况　尚某，女，46岁，十堰人。

主诉　身痒，抓则起风团反复5年。

病史　患者平素爱吃水果，体偏肥胖而皮肤偏暗。5年前无明显原因出现身痒，抓则起风团痒甚，伴眼睑水肿，于当地医院治疗后好转。2012年冬天，患者再发身痒，于当地医院治疗，予抗组胺药口服及激素静滴，身痒无明显好转。此后身痒症状持续，平时忙于工作时不觉得痒，但一闲下来就身痒不适，抓则起风团更痒。春季及秋季加重，夏天出汗后可缓解，且平时下雨天时会身体困重乏力伴酸痛。

现症　身痒，抓则起风团更痒，乏力，双下肢偶有轻微水肿，胃纳佳，大便两日一行，小便偏黄，睡眠正常。

舌象　舌红苔薄黄。

脉象　右寸关上越，右尺脉沉弱。左寸脉不足。脉整体偏细。

处方

炮附子 15克	生龙骨 30克	生牡蛎 30克	白芍 25克
泽泻 20克	丹参 40克	石菖蒲 15克	蜈蚣 3条
枇杷叶 30克	槟榔 10克	桂枝 10克	羌活 5克（后下）
生姜 20克	大枣 5枚	炙甘草 8克	木香 10克

3剂

分析　此案病机当为阳虚水泛，聚成湿毒，血虚化燥生风，与湿毒合而为病。

患者右尺脉沉弱，右寸关脉上越提示肾阳不足，肾气敛藏无力，肾中水气上逆；左寸脉主心阳，右尺脉主肾阳。左寸不足，右尺沉弱提示阳气衰弱。这与患者平素爱吃水果，伤阳生湿不无关系。肾为水脏，肾阳虚则水气不化，内停无法运化故易发胖。经常有的人说自己连喝水都会发胖，就是因为心肾阳气不足，无力运化水湿导致的。肾中水气溢于皮下则发为下肢水肿；雨天湿气加重，水湿泛于肌肉腠理，故而身体困重乏力；水湿聚于皮下，用手抓皮肤就像是刮过一阵风一样，会把皮下的水湿带起来，因而皮下有水湿的患者抓皮肤则会起痕起风团；患者脉偏细提示血虚，血虚化燥生风，燥风与湿毒相合而为本病。春天水湿随少阳之气升发，秋季干燥，故患者病情均加重。夏季阳盛湿化，表开湿从汗出故病情减轻。

治疗以温阳降逆，兼以泄湿为法。方中用桂枝龙骨牡蛎汤温阳降逆，固摄正气。桂枝龙骨牡蛎汤由桂枝、白芍、大枣、生姜、炙甘草、龙骨、牡蛎七味药物组成。方子出自《金匮要略·血痹虚劳病脉证并治》："失精家，少腹弦急，阴头寒，目眩，发落，脉极虚芤迟，为清谷亡血失精；脉得诸芤动微紧，男子失精，女子梦交，桂枝龙骨牡蛎汤主之。"方中桂枝汤温补营气，温通血脉；龙骨、牡蛎降逆气，敛肾气。

细心的人也许会问："桂枝汤临床一般桂枝、白芍等量，这个患者方子里桂枝才用 10 克，白芍却用 25 克，这是为什么呢？"

老师告诉我们："桂枝有温通之力，白芍收敛养阴，临床上使用桂枝汤的时候，如果需要偏于温通的话，桂枝用量要大于白芍，如果想要偏于养营阴的话，白芍的量就要大于桂枝。"这个患者脉细精血不足，所以把白芍量加大。临床上，凡是见脉太过弦细的，单用白芍、炙甘草两味药物，患者喝了以后，脉就可以变大。可见，白芍加炙甘草酸甘化阴，一点都不假。

由于桂枝加龙骨牡蛎汤中白芍用量加大，温阳力量未免不足，所以加一味附子，辛温大热，纯阳之品，最能补阳气。

心肾阳气不足，阴寒水湿上逆。犹如空中乌云密布，遮蔽阳光。故方中加丹参槟榔饮通心脉以宣心阳，泄水湿以复阳气。丹参槟榔饮由丹参、石菖蒲、枇杷叶、槟榔四味药物组成，是老师从一名老中医手中求来的经验方。方中槟榔断面可见棕色种皮与白色胚乳相间形成的大理石样花纹，在显微解剖上来说，是槟榔种皮和外胚乳的折合层不规则地伸入内胚乳中，形成错入组织。这是槟榔特有的形态。这种子的种皮、外胚乳和内胚乳就像人体的三焦，色白又能入肺，肺与膀胱相别通，为水之上源，所以槟榔长于泄三焦水湿。且其质地坚硬而沉重，所以泄水湿力量迅猛。而枇杷叶能降十二经之气。所以枇杷叶、槟榔同用，泄心肺痰湿水气，有雷霆之力。丹参、石菖蒲开心窍。诸药合用，则水气得泄，阳气得宣。凡是脉象上见左寸脉不足，右寸脉上越而弦亢的心肺疾病，都可以考虑加减应用。

羌活化湿升阳微开表气，用于方中使得降中有升，升降循环。方中蜈蚣爬行极快，善于祛风。喜欢阴暗潮湿的环境，味道腥臭，故能温阳，善化下焦湿毒。身体环节相通，类似骨节，因此能通骨节通督脉之气而能升阳气。老师治

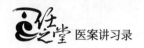

疗皮肤疮痒疾病，凡是陈年日久，疮色暗黑，瘙痒严重的，都会加一味蜈蚣攻毒祛风止痒。方中加木香理三焦气机。

患者10天后复诊，诉全身痒明显减轻。

评注

一般水湿为患导致的风团疼痒，均以疏表祛风泄湿兼通心脉为主。为何该患者不着重用解表药？

《脉经·病不可发汗证第一》云："假令尺中脉迟者，不可发其汗。何以知然？此为荣气不足，血微少故也。"又云："少阴病，脉微，不可发其汗，无阳故也。"指出精血亏少及阳气微弱均为发汗禁忌。患者左寸不足，右尺脉沉弱，心肾阳气不足，故不用麻黄等发表力强的药令水湿从汗走。发表药宣发阳气，有的人用了麻黄后心悸不适就是因为发汗损伤心阳的缘故，《伤寒论》中用桂枝、附子救治汗出亡阳也是这个道理。且患者肾阳虚，固摄不足，若以发表药为主导，会将下焦水湿带到上焦，令病情加重。可见，解表药物一则消耗阳气，二则加重气机的上越，所以，对于阳虚固摄无力导致的水湿上泛，不能用解表为法治疗，而应该以降泄水气，温阳固摄为法。

二十一、痒疹（寒湿内停）

基本情况 方某，男，35岁，河南枣阳人。

主诉 全身瘙痒，抓则起风团，反复十余年。

病史 患者居住环境潮湿，平时爱吃辣椒及面食，因工作原因经常长时间看电脑，久坐不动，平时工作劳累，经常加班。在2003年冬季，患者经历数日通宵熬夜后，一天晚上睡前脱外衣，身体温度一时变化，即出现皮肤瘙痒，以后背为主，抓则起风团，抓到哪里就痒到哪里。患者到当地门诊就诊，行过敏原检查提示尘螨及虾蟹等过敏，诊断为荨麻疹，予赛庚定、克敏等抗组胺药物口服，症状可控制。但一旦停药过一天或两天后症状又会复发。症状以夜晚及气温变化时明显，春天会加重，夏天出汗后会加重，吃海鲜后也会加重。十余年来症状一直持续存在，患者也一直依赖口服抗组胺药物控制症状。期间曾到中医院就诊，予蝉蜕、防风等药以祛风为法治疗，但效果不明显。遂于2013年11月22日来任之堂就诊。

现症 怕冷，出汗多，以头上出汗明显，身痒，抓则起风团，时有咽痒咳嗽，口干，眼干涩，腰背有沉重感，时有胃胀，胃纳可，大便日两行，顺畅，偏烂而黏，小便黄。睡眠可。

舌象 舌淡胖，苔白少津，中裂。

脉象 右寸关脉上越，右寸浮取濡弱，按之弦细，右关尺沉紧滞。左脉细而无力，左寸脉沉，不畅。双尺脉均陡然下降。

处方

熟地黄 30克	当归 20克	桂枝 15克	肉桂 5克（后下）
大枣 5枚	生姜 15克	丹参 30克	石菖蒲 15克
红参片 20克	艾叶 5克	苦参 5克	炙甘草 15克
火麻仁 20克	红藤 20克	猪甲 5克	鸡矢藤 30克
生麻黄 10克	杏仁 20克	白芍 15克	炒薏苡仁 10克

5剂

分析 此案病机当为寒湿内留肠道，外停皮表，肾精亏虚。

双尺脉均陡然下降结合左脉细而无力、舌中裂提示肾精亏虚，肾气不足；右寸关脉上越提示肺胃气逆不降；右寸浮取濡弱提示水湿泛于皮表，按之弦细是精亏不濡；左寸脉沉不畅结合右关尺沉紧滞提示肠道寒湿滞留。患者常久坐不动，加之住所潮湿，寒湿因之而生。常常加班劳累，肾精因之而损。素爱吃辣，虚火因此容易上越。发病前数日通宵熬夜，肾亏虚火浮越加重。《素问•生气通天论》云："因于寒，欲如运枢，起居如惊，神气乃浮。"患者脱衣一时受寒，阳气从膀胱经外出应之，但因肾气不固，水湿亦随之而行于背部，故患者出现身痒以背部为主；风寒邪气停留不去，故疾病反复发作；患者肾精亏虚，阴血不足，入夜时阳入于阴，阴不涵阳则生"血虚之风"，故而夜晚症状明显；气温变化时症状明显是因为受寒则水湿随阳气外泛，受热则虚火浮越加重；春天水气随阳气向上向外升发，因此症状也会加重；夏天出汗后会加重则是因为湿汗容易黏附灰尘杂物导致；肺胃不降，虚火亢于上故见汗多，头汗明显；寒湿留滞下焦故见腰背沉重感，大便黏；尘螨为细小的虫子，行走不定具有"风"性，身处潮湿阴暗之处，又具"湿"性，海鲜则禀水湿之气，这些水湿之物与患者体内水湿邪气同气相感，故患者对尘螨和海鲜过敏；口服抗组胺药物一时间抑制免疫反应，同时也抑制人体清阳之气，所以很多人吃了之后，都会出现疲倦、嗜睡等不良反应，因为抗组胺药物只是通过抑制正气，使得正气和邪气不相反应，从而掩盖症状，却不能有效祛除寒湿邪气，姑息养奸，故而停药即会复发。

本案治疗当以除表里寒湿兼养肾精为法。方中以桂枝麻黄各半汤加通肠六药（艾叶、苦参、火麻仁、鸡矢藤、红藤、猪甲）外疏内泄，则寒湿无所遁形，且肺表开、肠腑畅则肺胃逆气得以下行，虚火也可随之下潜。桂枝麻黄各半汤由麻黄、桂枝、白芍、杏仁、大枣、生姜组成。方子出自《伤寒论·辨太阳病脉证并治上》："太阳病，得之八九日，如疟状，发热恶寒，热多寒少，其人不呕，清便欲自可，一日二三度发，脉微缓者，为欲愈也。脉微而恶寒者，此阴阳俱虚，不可更发汗、更下、更吐也。面色反有热色者，未欲解也，以其不能得小汗出，身必痒，宜桂枝麻黄各半汤。"条文明确指出，外有风寒未解，内有正气不足，机体不得出小汗，因而身痒就会反复发作。

方中再少加炒白术、炒薏苡仁以助除湿；加当归、熟地黄、肉桂以养肾精；加红参、丹参、石菖蒲配合桂枝益心阳以温化湿气，开心窍，通血脉，以促进心脏血脉运行，排出代谢产物。

二诊　11月27日患者复诊，诉身痒症状明显减轻，发作时间也延长为5天发作一次，发作时身痒症状较轻微，基本可以不用吃抗组胺药，腰背部也轻松了。

处方　枸杞子 15克　菟丝子 15克　五味子 5克　车前子 10克（包）
覆盆子 15克　巴戟天 10克　肉苁蓉 10克　制首乌 20克
艾叶 5克　苦参 5克　火麻仁 20克　鸡矢藤 30克
红藤 20克　猪甲 5克　丹参 30克　石菖蒲 15克
3剂

分析　患者症状改善明显，肺表寒湿基本祛除，治法改以养肾精、通血脉为主。方以五子衍宗丸养肾中精气，以肉苁蓉、巴戟天、制首乌共用养肾阳，以丹参、菖蒲加通肠六药开心窍，通小肠，以畅血脉。

12月15日患者复诊诉肩颈腰部疼痛继续减轻，手麻只是偶有，头晕减轻，仍有疲乏，嗜睡。

评注

　　本案西医诊断为"荨麻疹"，认为主要与过敏反应有关。但若以中医的角度来看，则根本不存在所谓"过敏"的概念。"过敏"其实是体内潜伏的邪气与外邪同气相感所致。当这相感之气以寒湿及风邪（包括血虚所生内风）为主时，患者即会表现出瘙痒、起风团、水肿等"过敏"症状来。比如虾蟹生活在水底而具寒湿浊气，若胃肠有湿浊的患者吃了，则必然导致胃肠湿盛（也即胃肠黏膜水肿）而生泄泻；若同时肺表有湿，则必然同时引起皮肤起风团、抓则瘙痒。又比如春天的花粉禀赋风气及水湿之气，素有风夹湿邪的患者接触了则必然会"过敏"而引发症状。秋天的花粉及香烟气味还有大多数香水气味都具有燥性，血虚生风的患者接触了也必然会有"过敏"反应。在治疗上，只有将患者体内的邪气清除，正气补足，"过敏"才能彻底消失。否则，吃再多的抗组胺药，用再多的激素也只能一时控制症状而已。

二十二、痒疹（阴虚火亢）

基本情况　周某，女，31 岁，江西人。

主诉　皮肤起红色疹点反复十余年，再发 3 个月。

病史　患者平素饮食清淡，思虑多，十余年来每年夏天都会全身起红色疹点，伴瘙痒。时值夏季气候炎热，患者疹痒再发，故于 6 月底来就诊。

现症　全身皮肤散在红色小疹点，突出皮肤，无斑块，皮肤划痕阴性，胃纳差，大便黏，睡眠差，难入眠，多梦，小便黄。

舌象　舌红苔薄黄。

脉象　双寸关上越。脉整体细而涩。

处方　黄连 5克　　　黄芩 10克　　　枳实 10克　　　竹茹 20克
　　　　陈皮 6克　　　法半夏 20克　　茯神 30克　　　生甘草 8克
　　　　阿胶珠 15克（烊化）　丹参 30克　　菖蒲 10克　　　龙骨 20克
　　　　牡蛎 20克　　　3 剂

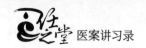
分析　此案病机当为阴虚血少，气血浮越。

清代医家周学霆在《三指禅》云："细脉一丝牵，余音不绝然，真阴将失守……涩脉往来艰，参差应指端，只缘精血少。"患者脉细涩，阴血少可知。本身血少的人，若有一颗平和的心，懂得保养真气，使得人身气与血、阴与阳相平衡，阴平阳秘，那么人虽然纤弱，也不会有病痛发生。若多欲望、多思多虑，本身有限的阴血就会不停地被心火烧灼，不停地上越被消耗掉，久之必耗损真阴，《黄帝内经》云"阳强不能密，阴气乃绝"就是这个道理。真阴不足加之多思虑则阳气失于固密，而随心火向上向外浮越，故患者见双寸关脉上越。气逆胆气不降，阳不入阴，故患者难入眠，多梦。人体气机跟随环境而变化，夏季阳气宣发，患者气血上逆也随之加重，气逆不降，郁于肺表而化热，故见周身皮肤起红色疹点。热盛伤阴，血少失濡，燥而生风，故见瘙痒。

方中以黄连温胆汤加黄芩清降逆火。以阿胶珠养阴润燥，益精涵阳。以龙骨、牡蛎镇安心神，收敛元气，引上逆之火下归其宅。"诸痛痒疮，皆属于心"，故方中加菖蒲、丹参以开心窍，通心脉。

患者7月31日复诊，身上红疹消失，无痒，睡眠也恢复正常，大便黏好转，胃纳仍差。患者转而要求治疗纳差症状。

八月中随访，患者诉虽天气酷热，但疹痒无再发作。

评注

黄连温胆汤加黄芩为底加减处方，三剂药祛除十余年病苦，不明白的人会认为这是治疗红疹的"秘方"，懂的人就知道这是因为以黄连温胆汤加黄芩加减处方直接击中了病因。那么什么时候用黄连温胆汤加黄芩方呢？一般来说，不管患者以什么症状为表现，只要双手脉均上越，且双寸脉均有力，再见到舌尖红的则一般都可用之。若同时兼有尺脉沉细，则加益阴精药物，如熟地黄、怀山药、阿胶等；若同时有尺脉沉而无力，则加温阳固摄药物，如附子配合龙骨、牡蛎等。

二十三、痒疹（血虚，气血上逆）

基本情况 姚某，女，41岁，十堰人。

主诉 脸部四缘起红疹伴痒半年。

病史 患者平素用电脑很多，爱吃水果、辛辣及冰冻饮食。素有双眼痒干涩不适。平素月经量少，出汗少，怕冷。2013年8月开始，患者脸部四周边缘部位出现红色疹点，痒甚，无渗液，无疼痛，天气热时症状加重。患者自行予硫黄皂外洗，瘙痒加重，且出现水肿。病情持续。2014年1月患者于当地医院就诊，诊断为过敏性皮炎。予药物外用及静滴（具体不详）后，症状可以控制。但出院后，随即复发。遂于3月18日来任之堂就诊。

现症 面部四缘可见广泛小红丘，伴瘙痒，中央部位皮肤正常，咽喉异物感，伴口干多饮。胃纳可，胃无不适，大便正常，尿频，多饮则尿频多，尿色偏黄。睡眠浅，多梦易醒。

舌象 舌尖红，舌苔偏白，舌根部苔白。

脉象 双手脉上越，左脉极细。右关脉缓弱，双尺脉沉弱。

处方

黄芪 40克	当归 20克	熟地黄 30克	川芎 10克
白芍 15克	枳实 10克	枇杷叶 20克	丹参 30克
石菖蒲 10克	荆芥 10克	3剂	

分析 此案病机当为气血上逆，肝血不足，血虚生风。

双手脉上越，双尺脉沉弱提示肾气不足，气血上逆。左脉极细提示阴血亏少。右关脉缓弱提示脾虚生湿。舌尖红而舌根部苔白，为上热下寒的表现。患者平素爱吃冰冻饮食及水果，导致脾肾阳气损伤而内生寒湿；肝藏血，开窍于目，目受肝血而能视，患者平素用电脑多，则肝血耗伤，故而双眼干涩，月经量少；爱吃辛辣，则气血易于发散上行；患者体寒而气亢，易生浮火，兼之血虚易生风邪，浮火虚风及内湿由逆气引动，发于面部而为病；火亢于上，故热天加重；硫黄为火中精，用硫黄皂外洗则火热内外相迫，故而红疹加重且脸变肿；浮火外散不敛，故皮疹以面部四缘为主，而脸中央部位皮肤反而正常；气逆不降，故咽喉部有异物感；热亢伤津，故口干多饮；气血亢逆，阳气不易潜伏，故而睡眠浅，多梦易醒；脾肾气弱，水液气化不足，故而尿频。

方中以四物汤、当归补血汤为底养阴血。四物汤出自《太平惠民和剂局方》，由熟地黄、当归、川芎、白芍四味药物组成。其中熟地黄补肾水，使肾能封藏，水能生肝木。白芍酸敛能生津液，能泄肝气，有敛之意。当归养肝血，有生之意。川芎升发肝经清气，疏发木气，有长之意。所以方中药物虽然简单，却能转动肝脏敛藏生长之轮，是为补养阴血的代表方。当归补血汤由黄芪、当归两味药物组成。由于有形之血依赖无形之气化生，因此补血药物中加黄芪，则效果更好更快。且黄芪本善于补肝，张锡纯谓黄芪之性温而上升，与肝气条达疏发有同气相求之妙。张锡纯总结其经验说："凡遇肝气虚弱不能条达，用一切补肝之药皆不效，重用黄芪为主，而少佐理气之品，服之复杯即见效验。"

方中以枳实、枇杷叶降下逆气；"诸痛痒疮，皆属于心"，故加丹参、石菖蒲开心窍，通血脉；《开宝本草》谓荆芥为治女性血风及疮痒要药，方中加荆芥以除血虚之风。

二诊　3月27日患者复诊，诉痒明显减轻，眼干涩减轻，红疹减轻少许。

处方　牡蛎 20克　　木通 10克　　生地黄 15克　　竹叶 5克

　　　生甘草 8克　　炮附子 10克　　炒白术 20克　　茯苓 20克

　　　干姜 8克　　枳实 10克　　丹参 30克　　枇杷叶 30克

　　　石菖蒲 15克　　蛇床子 6克　　紫草 10克　　3剂

分析　血行则风自灭，故患者瘙痒减轻。老师认为面部疮疹多与水火邪气同时上逆，郁于面部皮肤导致。既然患者血虚风痒的矛盾已经缓解，处方也相应变化。方中去四物汤及当归补血汤，加导赤散清心与小肠之热，导之于膀胱出。导赤散由木通、生地黄、竹叶、生甘草四味药物组成。临床上凡是见心经热盛各症如口疮、烦躁等，同时伴有小便黄，左寸脉亢越的，一般都可以用导赤散加减。以肾着汤（茯苓、干姜、白术、甘草）加附子、蛇床子暖脾肾，除水湿；以牡蛎敛降水气；紫草色紫通心脉，其性凉，善清血分之热而能消斑疹。老师告诉我们，紫草善于解光线辐射之毒。临床上不但可用于看电脑多导致的皮肤病，还能用于因肿瘤放射治疗产生的射线损伤。

4月复诊诉面部红疹基本消退完全。其余各症均随之好转。

评注

　　治病有时候就像下棋一样，整体有布局，出招有先后顺序。有经验的医生对患者的病情病因病机充分地掌握，就能按心中预定的方向实施用药治疗方案，优雅从容地将疾病拿下。就像本病例治疗方案一样，选择先补阴血，是因为阴分补足，一则能消风痒，二则能助于收敛逆气，制约火邪。最主要的是，正气补足了以后，下一步才能放手攻邪。平时遇到一些舌苔厚腻但是舌中裂纹又很明显，湿浊重又伴有严重肾阴不足的患者，老师总是先补肾阴再祛湿浊，也是这个道理。

姚某，第二案

主诉　脸上起红疹伴瘙痒 1 月余。

病史　患者 3 月份就诊后面部红疹消失。到了 7 月中旬，天气非常炎热，患者脸上的红疹又有轻微发作。患者当时未予处理，继而外出去四川办事，吃了大量非常辣的食物，脸上红疹增多，伴肿痒，红疹粒大而硬。遂于 8 月 6 日来任之堂就诊。

现症　脸部肿胀，红疹发于脸部四缘，眼睛也觉得痒，人烦躁，咽时干痒，喝水多，多饮则多尿，胃纳可，大便通畅。出汗多，睡眠少，容易醒。

舌象　舌尖红点多，舌质偏淡，舌中后部舌苔偏腻。

脉象　双手脉上越，右寸浮软，右关尺偏濡弱。左脉偏细。左寸脉不畅，左尺脉明显沉细。脉整体偏细而数。

手诊　手掌阳面指背可见青筋，手掌阴面十个手指指头与其他部位相比明显红且热。十指指甲颜色泛红，均无月牙。

处方

生龙骨 20克	生牡蛎 20克	苏叶 5克	杏仁 15克
丝瓜络 20克	橘络 15克	木香 20克	香附 15克
丹参 30克	石菖蒲 10克	玛卡 10克	王不留行 30克

3 剂

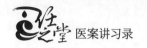

分析 此案病机当为上盛下虚，水火并越，督脉不畅。

右寸浮软，右关尺偏濡弱，提示水湿内盛，泛于肺表；左脉偏细，左尺沉细明显，提示阴精不足；双手脉上越，结合右寸脉浮软，提示气血及水湿上逆；左寸脉不畅，结合手掌阳面指背可见青筋，提示督脉不畅；十指指甲颜色泛红，是热盛的表现；十指指甲均无月牙，提示肾精不足，肾中气化无力；手掌阴面十个手指指头与其他部位相比明显红且热，是气血上亢化热的表现。总体来说，肾精不足，水湿偏盛，气血上越，是患者的基础体质。但究竟来说，肾精不足才是主要的矛盾。因为肾气不足，固摄无力则气机容易上亢外越，肾阴不足则涵阳力弱而易生亢火，肾阳不足气化力弱，则容易导致水气泛溢为害。因此，肾精不足的患者容易受到生活环境中各种因素的影响而导致疾病的反复。

方中苏叶、杏仁宣通肺气，开通上焦，有提壶揭盖之意；丝瓜络、橘络通三焦经络，取的是丝瓜络和橘络脉络多且横贯连通之意；香附配合木香理三焦气机，配合王不留行祛三焦浊，其中王不留行性走而不留，善祛浊邪，且其常用于女性产后乳汁不出，可知其药性平和不伤正气；丹参、石菖蒲共用开心窍，通血脉；用玛卡者，老师谓其善降亢逆之气，能补丹田之气；用龙骨、牡蛎收敛浮阳，固摄正气。张锡纯谓龙骨、牡蛎敛正气而不留邪气。两者共用就像是肾之宅门的守护神。其中牡蛎生于海水中，两壳相抱，有收合肾水之力，长于收敛肾阴不令外越，为人体左路肾阴的守护门神。龙骨为动物化石，埋于地下历经千万年，其元阳已尽数飞去，独留元阴。其深得地之封藏力，且禀有元阴能敛元阳之性，因此，最善于收敛肾中阳气，不令外脱上越，为人体右路肾阳的守护门神。

二诊 8月18日患者复诊，脸上肿明显消退，仍有红疹，伴痒。

处方 乌梢蛇 30克　赤小豆 20克　川牛膝 20克　车前子 10克(包)

肉桂 5克(后下)　炮附子 10克　熟地黄 30克　怀山药 30克

山茱萸 10克　牡丹皮 10克　茯苓 20克　泽泻 10克

3剂

分析 原方侧重于祛三焦水浊，因此服药后肿消明显。水湿浊气减轻，接下来就以降逆兼益肾为主。方用济生肾气丸为主方，加乌梢蛇通督脉，使得降中有升。《神农本草经》载赤小豆云："气味甘酸平，无毒，主下水肿，排痈肿脓血。"其色赤，故能通心脉，其形如肾，故通于水之气（肾主水）。其功用善清心经水热，但凡见疹发于面部或者手少阴心经上，疹红且肿者，一般可用之。

8月22日患者反馈说脸上红疹基本消退，也不痒了。我问患者这次用药跟3月份发病用药感觉有什么区别。患者告诉我说，两次用药效果都不错，但是3月份那次用药好得快些。

评注

同一个患者，两次发病相同，病机也基本相同，但是两次用药不一样，却都能收到良好的疗效。这是怎么回事呢？这是不是说明随便用药误打误撞都能治好病呢？

显然不是。患者第一次发病，治疗先用当归补血汤加四物汤补阴血以灭虚风，再用导赤散清心火，肾着汤加附子温脾化湿，其中每次开方均用枳实、枇杷叶降逆气。第二次发病，治疗先除三焦水浊兼用龙骨牡蛎降敛逆气，再用济生肾气丸降逆气益肾精。这两次发病的治疗，虽然方子看上去不一样，但是都围绕了阴精不足、气机上逆、水火并越于上这个中心，所以都能起效。第一次治疗，用导赤散清心经热，导之从膀胱而去，其药力显然比第二次发病处方中用的赤小豆要强大得多，治法偏于祛邪，因此起效较快。第二次治疗，用济生肾气丸降逆气，温补肾精，用赤小豆泄水中热，治法偏于扶正，因此起效慢些。这就像是走路一样，尽管走的路线不一样，但是都朝着目的地进行，因此条条大路都能通向罗马。这也提示我们，学习中医，基础理论要夯实，临床发挥要活学活用，不要死记硬背，更不要迷信执着于所谓的验方秘方。

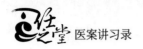

皮肤痒疹总结

遇到风疹患者应该怎么去思考？以何思路治疗？

风疹在民间又被称为风湿疙瘩，总不离开风邪与皮下水湿，与肺、脾、肾、心及肠关系最大，治疗上主要从肺、心及肠下手。

首先水湿蕴于皮下是主要病机。其可能为邪气直中肺表所致，也可能是肺表闭水停所致，也可能是脾虚生湿，上溢皮下所致，也可能是肾虚水气上泛所致。不管怎样，从肺这个点着手，上开鬼门、下通水道是必须的。因为，肺主皮毛，肺气不宣，皮毛之邪安能除去？再者，肺为水之上源，手太阴肺经与足太阳膀胱经相别通。膀胱经为肺中水液循行之大道，所以，治疗水湿之患，安能不治膀胱？故膀胱气化正常者，直接泄水即可。膀胱气化无力者，则需温补，令膀胱气化，水气才能消除。比如尚某，痒疹（阳虚水泛）案就是如此。

其次"诸痛痒疮，皆属于心"，因此治疗疮痒类皮肤病都离不开"心"这一环节。心就像是太阳，太阳普照，水湿之气自然能消散。因此，心气充足，血脉通畅，才能推动水湿浊气向外排出。故治疗皮肤风疹，老师常用石菖蒲开心窍，且能胜水湿，用丹参通心脉，以银杏叶或红景天益心气，以桂枝、红参温心阳。

另外，治疗风疹，调理肠道很重要。为何这么说呢？首先，从表里关系来说，心与小肠相表里，肺与大肠相表里；其次，从别通关系来说，足太阴脾经与手太阳小肠经相别通。可知，肠道一旦不通，脾经和肺经的痰湿浊气就不能向下排出，只能上走表皮。同时小肠脉一旦不通，心阳宣发也会受到抑制，从而影响水湿的代谢排出。可见，皮肤疾病如果只从皮治皮的话，斩草不除根，"野火烧不尽，春风吹又生"，疾病就会反复发作。

如何判断是否有肠道不通？一般来说，小肠不通的患者多有大便不顺畅，大便的时候很费力，要花很多时间。按照孙曼之老师的经验，如果大便时间超过六分钟，就是肠道有问题。有的人甚至要用半个小时或者更长时间才能解决，见到这种情况，就是小肠不通了。另外，小肠不通则每次大便间隔时间长，2天以上才大便一次，甚至1周以上才大便一次。但也有的患者大便顺畅，规律，甚至大便稀烂或泄泻不止，这是因为胃肠积聚停留，黏附在胃肠道的黏膜表面上，影响了脾胃的传导运化功能，这时治疗上要采用"通因通用"的方法。因此判断是否有小肠不通，最重要的是要结合脉诊，临床上凡是左寸脉下陷，浮取摸不到，左寸脉整体形态像小"v"形凹陷的，则提示小肠腑气不畅，若同时伴有右尺脉滞而不畅者，则提示存在有形的积聚。同样，气口脉可以判断大肠的情况。若见气口脉或紧或滞，则提示伤食不化。老师常用"通肠六药"来通肠道，效果较好。若伴脾虚则加大剂白术，伴血虚则加当归、何首乌等，伴阳虚则加肉苁蓉，老年肺虚便秘加桔梗、枳壳、杏仁等。

　　最后，在以上基础上，还要具体结合患者辨证情况，综合用药，才能取得良好疗效。

第四讲

怕冷

有的人看到"怕冷"这个标题，也许会不屑一顾，怕冷不就是阳虚吗？用附子、干姜之类的温阳药不就得了。果真如此吗？我们还是用事实来说话吧。

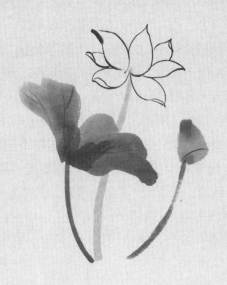

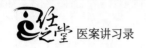

二十四、怕冷（小肠经不畅，心阳不宣）

基本情况　李某，女，23岁，温州人。

主诉　胃部以下至小腿怕冷2年。

病史　患者平素夏天爱吃冰冻食品。发病前经常上夜班，工作疲劳，后即出现怕冷症状，以胃部最怕冷，从胃以下至双侧下肢均怕冷。平素无胃痛，容易有饥饿感，饭后常觉胃胀，无反酸，胃部喜温喜揉，口干苦，晨起刷牙时觉恶心不适。胃纳佳，睡眠好，无心烦，大便三日一行，小便黄。平时夜晚睡觉时腿容易抽筋。患者多处就诊，中药处方多以温阳为法治疗，但是效果都不理想。遂于7月22日来诊。

舌象　舌尖红，有芒刺，舌苔偏白。

脉象　左寸沉，浮取不得，左关郁滑。右寸上越，右关濡弱。脉整体细而数。

处方

火麻仁 20克	猪甲 10克	艾叶 5克	苦参 5克
鸡矢藤 30克	红藤 20克	柴胡 10克	黄芩 15克
法半夏 20克	生姜 20克	红参片 20克	大枣 5枚
炙甘草 8克	泽泻 30克	淫羊藿 20克	肉桂 5克（后下）
小伸筋草 15克	3剂		

分析　此案病机当为小肠郁滞以致心阳不能下达温煦中下两焦，脾虚土不制水以致寒水上攻，肝火犯胃，胃气上逆，致浊阴上犯。

《脉经·平三关阴阳二十四气脉第一》有载："左手关前寸口阳绝者，无小肠脉也……壬月即冷上抢心。"指出左寸脉浮取不得，即为无阳脉，表明小肠腑气不通。心与小肠相表里，心之阳气，入则行于心，出则达于小肠，小肠经气不畅，则心阳不能向下宣达，导致下焦失于温煦。而心阳是胃火的主要来源，郑钦安《医理真传·君相二火解》有云："（君相）二火皆能生土，上者生凡土，即胃，下者生真土，即脾。"该患者胃部最怕冷，正说明心阳不能下达温煦为该病主要病机，大便三日一行正是小肠不畅的表现。实际上，我们在临床中见到的很多胃部或者双侧膝盖以下冷，双腿无力等，都是因为小肠不通，气机不能下达导致的。俗语称"表解一身轻，里通浑身劲"，就是这个道理。舌为心之苗，小肠不通，心经阳气不能宣达，郁在心经而化热，故见舌尖红有芒刺。故方中以火麻仁、猪甲、艾叶、苦参、鸡矢藤、红藤这组老师常用的通肠药通小肠腑气，从而令心阳畅达。这个药组老师用得非常频繁，我们都把它简称为"肠六味"，临床上但凡是见左寸浮取不得，又兼有大便异常的，用上去效果一般都很好。肠六味中，火麻仁润肠通便；苦参、艾叶一苦而寒，一温而香，搭配使用能运转下焦气机，除下焦湿浊，升下焦阳气；红藤这味药我自己品尝过，味道偏酸，善于收敛上焦浊气，下归于肠；鸡矢藤气臭如鸡屎，故善导浊气，味道却甘爽，故能入脾经，为除脾胃积聚，通肠道浊邪的要药。红藤、鸡矢藤均为藤类，因此还能通肠道经络，这是其他大多数通肠药物都不具有的优点。有的肠道问题是由于肠道经络不通引起的，就必须要用这两个药物，效果才好。猪甲因其为猪蹄甲，故长于下行，通肠之外还能达于下肢关节而能用来治疗风湿关节痛。其味道特别臭秽，因此长于排浊气。记得我曾经试过用约 3 克猪甲冲了足足 1000 毫升水来喝，味道仍辛臭无比，喝了几口就觉得胃中上下翻腾，打嗝矢气不止，可知它力量强大。这六味药物搭配，润肠、祛湿、排浊、通络兼俱，有升有降，有寒有温，照顾周到，搭配平衡。因此，用来治疗各种便秘，尤其是顽固性便秘，效果都不错。

左关郁滑，右寸上越，提示肝经郁火，肝气犯胃，胃气上逆，故患者出现口苦，晨起刷牙容易恶心，这种脉象正合小柴胡汤病机，故方中予小柴胡原方，而改人参为红参者，因为红参性温善入心经而扶心阳。

右关濡提示脾虚，土弱不能制水，加之心阳不能下达，下焦寒湿泛滥可知。患者夜晚小腿抽筋，也正是寒湿侵犯肝脾两经所致。故方中以淫羊藿加小伸筋草专治腿抽筋，以泽泻利水以扶阳，肉桂温丹田之气，引火下行。

二诊　患者 3 天后复诊，诉胃冷基本消失，但大腿以下仍觉怕冷，大便变得通畅，一日一行，已经无腿抽筋症状，诉服药后有少许咳嗽，咽部稍觉干热不适。

处方	火麻仁 20克	猪甲 10克	艾叶 5克	苦参 5克
	鸡矢藤 30克	红藤 20克	柴胡 10克	黄芩 15克
	法半夏 20克	生姜 20克	红参片 20克	大枣 5枚
	炙甘草 8克	泽泻 30克	苏梗 30克	肉桂 5克 (后下)
	香附 15克	7 剂		

分析　患者复诊胃冷明显好转，说明治疗思路正确。因腿抽筋已控制，故去淫羊藿及小伸筋草。咽喉稍觉得干热，是阳气循环运转的表现，同时也提示

阳气下行力量还不够，因此加苏梗行气宽中降气，用大量至 30 克者，使其量重更能下行。取苏梗降气而不用代赭石、枇杷叶等，是因其中空，降中有通达之力，既合胃"以降为顺"，更合六腑"以通为用，实而不能满"的特点。且与香附合用，能疏理肝胃，更能宣透气机，与患者"心阳不宣"的病机相宜。

8月2日电话随访，患者诉病情基本痊愈，腿轻微冷，偶有抽筋。

评注

见胃凉肢冷而不用干姜、附子，却能收到好的疗效，这说明了辨证用药的重要性。本案的关键点在于患者舌尖红有芒刺、口苦这些"火"象，同时又有小肠不通的证据。说明患者怕冷不是因为阳气温热不够，而是阳气郁闭不能宣发导致的。本病案如果一见胃凉肢冷即用干姜、附子等大温大热之药，势必会导致咽干疼痛等上焦火热的症状。因为患者小肠腑气不通，单用阳热之药，虽然能补充温热之气，有可能使得怕冷之症暂时缓解，但如果小肠不通的病根不除，其温热的药力必不能下达，因此效果不好，容易反复，甚至温补之力不能下行而浮于上焦化热而为患。所以，我们平时所讲的阳气，完整地来说，应该包括温热之气和宣发之性。我们临床补阳气，如果只知道补温热之气，不知道顺其宣发之性的话，则补而不通，补益的力量反而会化生热邪，助长病情。

同时，这个病案也是对那些爱吃水果，爱吃冰冻食品，爱穿短裙的人们一个警告。为什么这么说呢？因为，这些习惯会导致下焦肠道受寒，使得肠道经络郁闭。而肠道是五脏六腑排出浊气的重要通道。肠道经络郁闭以后，浊气停留，阳气不通，就会化生痰热。肠道痰热郁久郁重以后，就会逆传五脏，日久就会发病。现在很多疾病，如子宫肿物、不孕不育，甚至部分恶性肿瘤，都和这有关系。这时候，患者因为内有郁热，就会更喜欢喝冰冻饮料，喝凉茶，习惯吃水果等，结果导致肠寒进一步加重，郁热加深，形成恶性循环。治疗的话，单用温热药物则热力不能宣发，也会加重郁热。只有把肠道气机宣通，让阳气流通起来，才能取得好的效果。

二十五、怕冷（心阳不振）

基本情况　刘某，男，48 岁，郧县人。

主诉　怕冷 1 个月。

病史　患者为农民，因经济原因心理压力较大。平素受凉容易便溏。1 个月前患者体力劳动较重，随后出现怕冷症状。遂于 2013 年 11 月 3 日来任之堂就诊。

现症　怕冷，以胃部及小腹部怕冷为主，胸部及四肢均不怕冷，偶有胸闷心悸，无呕吐清水，无眩晕发作，四肢乏力，口苦，无口干，大便日一行，顺畅，但若受凉则便溏，小便正常，睡眠好。

舌象　舌淡胖，苔腻带浊。

脉象　左寸脉沉弱，右寸脉弦上越。左关脉弦滑。

处方

全瓜蒌 30克	猪甲 10克	艾叶 5克	苦参 5克
红藤 20克	鸡矢藤 30克	火麻仁 20克	薤白 20克
桂枝 15克	红参 20克	柴胡 10克	黄芩 15克
银杏叶 40克	炙甘草 10克	5 剂	

分析　此案病机当为心阳不振，寒水上逆，肝胆郁热。

左寸脉弱提示心阳不足；左关脉滑提示肝胆有郁热；右寸脉弦上越提示胃中寒水上逆。冬寒伤阳，劳力伤气，以致患者阳气受损，故见怕冷，四肢乏力；心阳如阳光，阳光力弱下照不足，火不生土，胃阳不足，则下焦寒水上凌，故见小腹部及胃部怕冷；胸部及四肢均不怕冷说明阳气损伤不重，而无口干、小便调正是阳气尚能运化津液的表现；心阳不振，寒水来扰，故见心悸；阳弱则阴凝，胸中阴寒凝聚，如乌云蔽日，故见胸闷；肝胆郁热，胆气不降，故见口苦。

胸闷心悸，怕冷，伴有左寸脉不足，右脉弦而上越，这是典型的瓜蒌薤白白酒汤证脉象。瓜蒌薤白白酒汤见于《金匮要略·胸痹心痛短气病脉证治》："师曰：夫脉当取太过不及，阳微阴弦，即胸痹而痛；所以然者，责其极虚也，今阳虚，知在上焦，所以胸痹心痛者，以其阴弦故也。平人无寒热，短气不足以息者，实也。胸痹之病，喘、息、咳、唾，胸背痛，短气，寸口脉沉而迟，关上小紧数，瓜蒌薤白白酒汤主之。"故方中用瓜蒌、薤白温化开散，并降下

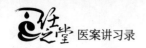

寒痰水饮；红参、银杏叶、桂枝补助心阳；方中用炙甘草补中土之气，则土能克水，令下焦寒水不能上逆，且炙甘草与桂枝同用，有桂枝甘草汤之意。桂枝甘草汤出自《伤寒论·辨太阳病脉证并治》："发汗过多，其人叉手自冒心，心下悸欲得按者，桂枝甘草汤主之。"两药合用，辛甘化阳，是温补宣通阳气的代表组合，用在方里有瓜蒌薤白白酒汤中白酒的作用，能令阳气宣通。方中用肠六味（火麻仁、猪甲、艾叶、苦参、红藤、鸡矢藤）通小肠之气，将心经寒气从小肠外泄，同时调动心与小肠的表里循环。气机循环，补而不滞，则无火壅为热毒之忧，且温补力量更强。柴胡、黄芩清肝胆火，邪火去则胆气能降而肝气能疏发，肝疏阳展则木才能生火，因此，柴胡、黄芩性虽寒，正确使用反而有助于扶助心阳。

6 天后患者复诊，诉无胸闷心悸，无口苦，无四肢乏力，怕冷也明显好转。效不更方，于原方再服 3 剂。

评注

同样是怕冷，但是这个患者舌淡胖，舌上无红色点刺，且大便通畅，说明怕冷是由于单纯的阳虚引起，不存在阳郁的情况。也许有的人会觉得奇怪，这种情况为什么还要用肠六味呢？这是因为小肠与心相表里，心经阳气不足，阴寒太重，用肠六味有釜底抽薪的作用，能将心经阴寒迅速排出。同时，肠六味能将温热补益的力量带到小肠，有宣通阳气的作用，使得阳气上下流通。所谓补阳者，补其温热之力，顺其宣发之性，效果才好。

秋末冬初天气寒冷，心阳易受损伤，像这种怕冷、胸闷心悸的患者在每年进入寒冬以后都会碰到好多。老师在治疗上以这个处方为基础，温心阳化寒痰、通小肠泄寒浊，心肠同时治疗，均能取得满意疗效。

俗语称"春夏养阳，秋冬养阴"。这个大家都知道，但是不少人包括部分中医都片面地将"秋冬养阴"理解为冬季要进补阴精。比如进补熟地黄、黄精之类的药物。其实《素问·四气调神大论》对"冬季养阴"阐述得相当透彻。它说："冬三月此为闭藏，水冰地坼，无扰乎阳，早卧晚起，必待日光，使志若伏若匿，若有私意，若已有得，去寒就温，无泄皮肤，使气亟夺。此冬气之应，养藏之道也。"这提示我们，冬季是封藏季节，在这个季节里，要顺应大自然封藏的时令，必须注意保暖，保护阳气，勿令外发而消耗。所以"秋冬养阴"这句话人人皆知，但很多人都把"秋冬养阴"中的"阴"看死了，死板地将其理解为"阴精""阴血"，其实《素问·四气调神大论》明确指出"此冬气之应，养藏之道也"。也即"养阴"指的是顺应大自然的敛藏之气，行使肾气的收藏之令。所以，所谓"秋冬养阴"中的"阴"指的是敛藏之意。而"春夏养阳"中"阳"则指的是宣发之意。两者正好是相对的。所以，冬季养生既要保护阴精，更要保护阳气，因为在阳耗的同时必然导致阴精的损伤，且只有阳气充足，才能运化阴精，阴得阳运才能转化为精气积蓄下来，才能应来年春气之升发。这才是冬季封藏养阴的真义啊！若不然，阳气受损，则非但真阴不能藏，反而化为寒浊为害矣！或者，本阳虚的患者，而单纯地去进补阴精，也会化为阴浊，反而会拖累身体。

二十六、怕冷（气血上逆）

基本情况　毛某，女，47岁，福建人。

主诉　四肢怕风怕冷十余年，加重2年。

病史　患者年轻时洗澡习惯先用凉水冲洗下肢，从膝盖冲洗到脚踝，然后再冲洗肩膀和上肢关节。随着年龄增大，开始乏力，怕冷，喜欢晒太阳，热天出汗后觉得舒服。十余年前患者一次严重感冒后出现左侧头痛，左耳阻塞感和左侧鼻塞症状，经治疗后好转，但一直遗留有左侧间断性鼻塞，感冒后即左侧头部胀痛不适，并开始出现四肢怕风怕冷症状，四肢关节明显。近2年来，四肢怕冷加重，即使是大热天也觉得冷，怕风吹，大热天也要盖厚厚的被子才舒服。

现症　四肢怕风怕冷，皮肤和肌肉稍觉冷，主要觉得骨头里最冷。心烦躁，胸部以上时闷热，热时上半身出汗，下半身无汗，左侧胸部时有憋闷感，素有胃胀，容易恶心呕吐。平时一吃辛辣的食物即会出现咽痛咳嗽。胃纳差，大便色青，日一行，睡眠可，小便黄。平素月经基本正常。

舌象 舌尖红，舌苔少中有裂纹，双侧可见齿痕，舌根白厚。

脉象 双寸关滑大。双尺沉涩。双脉上大下小，上浮下沉。整体显出上越的趋势。

处方

黄连 5克	黄芩 15克	枳实 10克	竹茹 20克
陈皮 6克	法半夏 20克	茯神 20克	炙甘草 8克
柴胡 10克	珠子参 10克	川芎 10克	火麻仁 20克
猪甲 10克	首乌藤 30克	银杏叶 40克	芦根 10克
红参 15克	3剂		

分析 此案病机当为气血上越外走，里失温煦，并下焦有寒积。

本患者双脉上大下小，上浮下沉，整体显出上越的趋势，由脉象可见患者的气血是上浮外越的，患者心烦躁，胸部以上闷热正是气血浮于上的表现。气血上逆，胃气不降，故见纳差，胃胀，容易恶心呕吐。吃辛辣食品加重气血的上逆，故患者一吃辛辣即会出现咽痛咳嗽症状。气血向上向外发散，则里失温煦。骨相对于皮肤和肌肉为里为下，故患者主要觉得四肢骨头最怕冷而皮肤肌肉怕冷不明显。这种冷是因为气血外浮不能内潜滋养骨髓导致的，所以穿再多的衣服也没有用。并且，由于夏天的时候人体阳气顺应环境气化特点，向外发越加重。因此，患者在夏季大热天也会冷得发抖。双尺脉沉涩结合大便色青，舌根部苔白厚，说明下焦还是有寒积的。方中使用的黄连温胆汤加黄芩是专门针对气血整体上逆的良方。方子看似简单，实在蕴涵深意。其中以枳实、竹茹降胆火，配合柴胡升肝气，而能转动左路肝胆升降之轮；左路运转，配合陈皮、半夏则能有力地降下右路。而黄连、黄芩平逆亢阳，使亢阳得平，气血方能停止上越之势。正是"亢龙有悔"，浪子方知回头啊！因而整个方子有"降龙伏虎"之力，能令气血上逆之势平息，使龙归于海，气归于丹田。但要注意的是，如果这种患者尺脉弱而无力，或者尺脉无根的话，就要搭配补肾药物，比如加杜仲、桑寄生、川续断或者附子、龙骨、牡蛎等。而如果患者舌尖不红，往往提示上焦无热，这时候即使是双手脉都上越，也不能用黄连温胆汤，而应该选用桂附地黄丸或者济生肾气丸等降逆气而不伤阳气的方法。方中以珠子参、猪甲、火麻仁清肠道寒积，通肠道血脉，因为肠不通，胃亦难降，故通肠即是降胃，从而使得红参、银杏叶的药力能下达。这样一来，人身之阳气，由上向下，由外向内收，从而能用自身之热，疗自身之寒。反复的病例实践证明，这是一条非常好的行之有效的思路。方中以芦根养胃阴；以川芎引清气上升，清气升则能令浊气下降（见《医学衷中参西录·第四期第三卷》川芎解）；用首乌藤引阳入阴。

二诊 诉各种症状均有好转，四肢冷减轻，无心烦，胸部无闷热感，胃纳佳，大便颜色转为黄色。睡眠好，小便正常。舌脉基本如前。

处方 　黄连 5克　　　黄芩 15克　　　枳实 10克　　　竹茹 20克

　　　　陈皮 6克　　　法半夏 20克　　茯神 20克　　　炙甘草 8克

　　　　柴胡 10克　　　珠子参 10克　　川芎 10克　　　火麻仁 20克

　　　　猪甲 10克　　　首乌藤 30克　　银杏叶 40克　　芦根 10克

　　　　红参片 15克　　泽泻 10克　　　3 剂

分析 患者各症均好转，效不更方，加泽泻 10 克以利膀胱，泄浊阴，助阳气。

三诊 诉四肢骨头冷的感觉明显减轻，四肢开始有暖和的感觉。近几日时觉左侧鼻塞及左侧头部闷痛不适。余症基本如前。处方在原方上加苍耳子 20 克以祛风湿，达阳通窍。患者服完药后复诊，诉四肢骨头已经无怕冷，四肢时感觉有热气，左侧鼻塞减轻，无头部闷痛。

┌─ **评注** ─────────────────────────────────

苦寒降下的黄连温胆汤为主竟能治疗四肢骨头怕冷，这是什么道理呢？

气血少的患者往往手足凉，冬天怕冷。这些患者如果细心点观察就会发现，在思虑多、欲望多、心烦的时候手脚会更凉，人会更怕冷。而在心无杂念或者意守丹田的时候，人的腹部，甚至膝盖和脚都会有发暖的感觉。这是因为人的大脑活动要消耗大量的气血。人体血液中的养分，相当一部分都是供给大脑使用的。大脑思想的活动就相当于中医理论所说的"心"。因此，当心妄动的时候，心气就会大量消耗，气血就会不停地被向上抽调，气机因而上越，气血外越则内里失去濡养因而更冷。而内心平静时，消耗的气血大为减少，且能内守不妄动，故而肢体能变暖。

《太上老君说常清净经》云："人神好清而心扰之，人心好静而欲牵之……

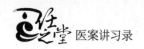

众生所以不得真道者，为有妄心，既有妄心，即惊其神，既惊其神，即著万物，既著万物，即生贪求，既生贪求，即是烦恼，烦恼妄想，忧苦身心，便遭浊辱……"在当世这个浮躁的时代里，人心被各种欲望、诱惑控制，不知停歇，不能回头，气血亦随之奔走，不能归原。"阳强不能密，阴气乃绝"，因而外烁内枯，进而呈现种种症状。黄连温胆汤正是针对这种时代病的一副醍醐灌顶的清凉之剂。它能平亢火，令火不扰心，而心神得安宁；能降伏气血，令气血归原，而元神得安定，这也正是其名"温胆"的缘由啊！而气血归原，五脏六腑、四肢百骸才能得到濡养温煦，因此黄连温胆汤虽然苦寒，正确运用则能达到温阳的效果，故而能治疗四肢骨头怕冷。

现在这种气血上越不降的病证实在是太多。这种类型的患者，大多脾气暴躁，性格刚强，欲望太多。老师在开药的同时，常常告诫他们要修身养性，要改性格，改脾气，要学会低头认错，不要顶撞父母和上级，这样气血才能降得下来。不然的话，气机上越，浊气不降，久而久之，相由心生，脸上就会充满怒气怨气，脸色变得灰暗阴沉，还会长黄斑黑斑，更严重的还会罹患甲状腺肿瘤、乳腺肿瘤、脑部肿瘤等。所以，祸福无门，唯人自招。归根结底，所谓的疾病还是由于自己的心所造成的。医生只能用药物帮患者暂时修正身体状态，但如果患者自身的修养不提高的话，疾病迟早都会反复。

二十七、怕冷（产后风湿）

基本情况　洪某，女，41岁，重庆人。

主诉　汗少、怕风怕冷约10年。

病史　患者有甲亢及多次流产病史。2004年1月患者在当地医院分娩，因胎儿难产，患者在生产过程中出汗很多，当时天气很冷，产室中无暖气，患者在4个小时的分娩过程中一直出大汗并受冷。产后患者即出现汗少，怕风怕冷症状，其中以脖子、肩膀、肘、膝盖最明显，且一吹到风这些部位就痛，吹到空调则更严重。多年来，患者多处求医，但效果都不理想。遂于2013年8月13日来任之堂就诊。

现症 怕风怕冷，夏天也要穿厚棉衣，甚至夏天盖着厚被子睡觉也觉得冷，甚少出汗，思维迟钝，动作缓慢，消极焦虑，烦躁易怒，口干，多饮，眼干涩，口臭，平时牙龈容易出血，胃纳佳，胃无不适，大便溏，受凉则小便频，睡眠差。月经量少色暗。

舌象 舌质红，苔白腻，舌根白厚。

脉象 右寸关脉上越，左寸脉偏沉弱，双关脉郁。脉整体细而不畅。

处方

红参片 30克	桂枝 10克	生麻黄 8克	细辛 10克
陈皮 10克	半夏 15克	干姜 10克	茯苓 20克
炒白术 30克	枳实 10克	厚朴 10克	苍术 10克
炙甘草 10克	柴胡 10克	白芍 20克	威灵仙 15克
泽泻 10克	凤尾七 15克	炮附子 10克	3 剂

分析 此案病机当为风寒湿邪气停留在里，阳郁化热，肺胃气逆。

患者脉整体细而不畅，脉细提示阴血虚少，脉不畅为风寒湿凝滞经络血脉导致；左关郁为经络血脉不畅，阳气不布，令肝气疏发受困导致；左寸脉弱提示心阳虚，左寸脉沉提示心阳宣发不足；右关郁为脾虚湿留；右寸关上越提示肺胃气逆；舌根白厚，提示寒浊在里；舌尖红，提示阳气不宣，郁而化热。

患者分娩时长时间大汗出，肺表大开，又长时间受冷，导致风寒之气得以长驱直入，《素问·缪刺论》云："夫邪之客于形也，必先舍于皮毛；留而不去，入舍于孙络；留而不去，入舍于络脉；留而不去，入舍于经脉；内连五脏，散于肠胃，阴阳俱感，五脏乃伤，此邪之从皮毛而入，极于五脏之次也。"患者风寒由表入于里，留而不去，故见汗少，怕风怕冷，甚至夏天盖着厚被子睡觉也觉得冷。要注意的是，这种怕冷是寒浊入里，压抑阳气引起的。和气血上逆不能敛藏内养骨骼脏腑导致的骨头冷不一样。主要区别就是前者左寸脉沉，提示阳气不宣，后者双手脉亢越，提示气血上逆。两者都同时存在寒象和热象，但是治法完全不同，临床可不能弄错了。患者多年甲亢病史，说明本有阴虚火亢，加之寒邪内伏，压抑阳气，阳气不得宣发，郁而化热，故见烦躁易怒，口干多饮，眼干涩，口臭，牙龈容易出血等症状；阳气不宣，故见思维迟钝，动作缓慢，消极；寒伏阳气不宣，膀胱水气不化，故受凉则小便频；三焦水道气化无力则必生水湿，于是风寒随水湿流注关节，加之患者精血亏少，关节诸筋失于温煦濡养，故受寒风则诸关节疼痛明显。

方以陈潮祖的五通汤加减，化五脏寒湿，通五脏阳气。其由当归芍药散、小青龙汤、平胃散、理中汤、四逆散、五苓散诸方组合而成，主治外感风寒，经脉挛急，气血津液郁结诸证。患者风寒入里，必然影响三焦津液运行而生水饮湿气。方中以生麻黄、细辛、桂枝、半夏、白芍、干姜、甘草取小青龙汤之意而化肺中寒饮以治上焦；以干姜、白术、茯苓、甘草为肾着汤温中化湿以治中焦；以桂枝、茯苓、泽泻、白术取五苓散之意温阳通化三焦寒湿。以红参、桂枝温心阳通血脉，益火之源以消阴翳；以细辛、白芍、甘草缓筋脉之挛急；以柴胡、枳实、白芍、甘草为四逆散以疏肝破积，舒展阳气；以陈皮、厚朴、苍术、炙甘草为平胃散，化湿行气。诸药同用，有宣通五脏阳气，宣泄三焦寒湿的功效，所以称之为五通汤。方中另加威灵仙宣泄五脏风水痰湿及新旧积滞；加附子助阳气；加凤尾七，因其善治女性产后各种虚损。

二诊 6 天后患者复诊，诉怕冷好转，咽喉稍不适。

处方 红参片 30克　桂枝 10克　生麻黄 8克　细辛 10克
陈皮 10克　半夏 15克　干姜 10克　茯苓 20克
白术 30克　枳实 10克　厚朴 10克　苍术 10克
炙甘草 10克　威灵仙 15克　柴胡 10克　白芍 20克
凤尾七 15克　川牛膝 15克　凤凰衣 20克　鹿含草 20克
3 剂

分析 患者咽喉不适为上焦虚火不降，暂去附子，加凤凰衣、川牛膝以降下虚火，加鹿含草透发关节寒湿。

三诊 7 天后患者复诊，诉怕风怕冷继续好转。

处方 红参片 30克　桂枝 10克　生麻黄 8克　细辛 10克
陈皮 10克　半夏 15克　干姜 10克　茯苓 20克
白术 30克　枳实 10克　厚朴 10克　苍术 10克
炙甘草 10克　威灵仙 15克　柴胡 10克　当归 20克
凤尾七 15克　炮附子 10克　熟地黄 20克　3 剂

分析 本次加熟地黄、当归以养阴精,有添灯油之意。

四诊 6 天后患者复诊,怕冷好转很多,可以不盖被子睡觉了。

处方 生麻黄 10克　炮附子 15克　细辛 10克　红参片 20克
银杏叶 30克　3 剂

分析 患者经过三次服药,考虑已无津液结聚,中焦亦无郁滞,故直接予红参、银杏叶加麻黄附子细辛汤温阳拔寒。

患者本次就诊后就回重庆了,此后间断有电话联系开药。2013 年 11 月 18 日电话随访诉仍有怕风怕冷,但已经好很多了,平时可以穿短袖衫了,风吹到关节也不会疼痛。其人多做公益,行善事,常反思己过,现在心态好,消极焦虑、烦躁易怒、口臭、牙龈易出血这些症状也都没有了。

评注

这个患者发病,多少都和分娩时受寒有关,因此我们医务工作者有时候也需要反思一下,设想当时患者分娩时,我们医生能贴心多为患者着想,想办法保持产室温度适宜,患者也许就不用承受这么多痛苦了。值得我们注意的是,现在许多医院,包括中医院都使用了中央空调。患者入院后,就一直"享受"冷风的待遇,这对那些因阳弱寒重致病的患者就很不利了,而那些上有烦热、下有积寒的患者更是贪图冷风。因此在不知不觉中,这些患者的阳气已伤,而寒气则更重了。正如祝味菊所说,寒湿邪气伤人而往往人不自知。这些患者住院虽然把手术做了,把炎症消了,但贪图空调冷风,则有可能留下寒邪积聚的种种隐患。

五通汤在临床上怎么应用呢?左寸不足提示阳气不宣,舌尖红提示阳郁化热,舌根白厚提示寒浊在里。辨证时,抓住这三个辨证要点,就可以使用五通汤加减治疗了。

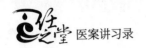

怕冷总结

之所以怕冷，当然和阳气不能温煦有关。就像太阳照不到的角落就会变得阴冷一样。但为什么有的怕冷患者用桂枝附子之类的大热药物没有效果，甚至有的人会加重呢？

这是由于对"阳气"理解的错误性和局限性导致的。

首先，"阳气"的完整属性不仅包括温热的属性，还包括宣发向上的属性。人体的阳气就像太阳一样，但是这太阳的温度再高，如果它的光线不能宣照到地球上的话，也就不能谓之"阳"了。温热药只能补温热之气，补的是寒热之阳。所以临床补阳，若只知道用温热药而不知道让温热流通宣发的话，这温热之气就会郁而化为热邪，导致补阳不但无效反而助长了邪气。这就是为什么治疗阳郁而寒的患者，但用温热药会越温越寒的原因。

其次，阴阳互根，阳气与阴精相互依存。如果阴精不足，阳气独亢的话，那么这亢越的阳气就是邪气，只会变为心火，将人引入烦热亢奋的状态，而不能温煦机体。这就是阳气宣发得太过了。从这个角度来说，补阴血以及苦寒降逆火，能令阳气内敛而不亢越，也能起到补阳气的效果。

总之，处在阴阳平衡状态下，阳气才能发挥温煦的功效。所以补阳，要有阳气的温热之性，也要保证阳气宣发正常，既不能宣发不及，也不能宣发太过，这样补阳才能谓之为"阳"。所谓补阳，调阴阳而已。

第五讲

脾胃疾病

上为天，下为地，中为人事。人居于天地之中，则无时无刻不受脾胃饮食的影响。所以，脾胃与人体的健康有很大的关系。

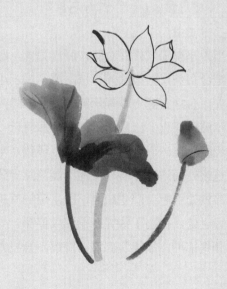

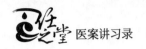

二十八、腹泻（寒湿停滞）

基本情况　徐某，男，25岁，江苏常熟人。

主诉　腹痛泄泻反复发作7年余。

病史　患者自小体质差，容易感冒发烧，经常使用抗生素。在16岁的时候经中医治疗，身体变得壮实。自小爱吃冰冻饮食及面食。2006年患者开始出现发作性腹痛泄泻症状。心情紧张，吃冷的食物，或者吃肉较多后发作，发作时左下腹部疼痛，伴肠鸣，必须马上去厕所，大便稀薄带黏液，便后腹痛即止。起初2个月左右会发作一次，患者未予重视，后病情发展，加重为每周发作2次，于当地医院就诊，行腹部B超检查未见异常，予中药（不详）口服治疗，效果不明显。遂于2013年11月16日来任之堂就诊。

现症　腹痛泄泻时作，无胃胀胃痛，口干，痰多，晨起刷牙会干呕，胃纳可，小便调，睡眠可，睡觉打鼾。

舌象　舌体胖大，舌苔薄黄，舌边有齿痕，舌根部苔白厚。

脉象　左寸偏沉细，左关脉郁滑。右寸关脉上越，右寸脉滑，右关尺浮取紧滞，按之濡。

处方

火麻仁20克	猪甲10克	艾叶5克	苦参5克
红藤20克	鸡矢藤30克	鬼针草20克	桑叶20克
白芍30克	竹茹30克	枳实10克	柴胡10克
黄芩15克	丹参30克	石菖蒲10克	皂角刺6克
巴戟天15克	3剂		

分析　此案病机当为寒湿邪气停滞小肠，肝气犯胃，肺胃不降。

左寸脉偏沉弱，结合右关尺浮取紧滞，按之濡，提示小肠有寒湿积聚；左关郁滑，提示肝郁化火；右寸关脉上越提示肺胃之气不降，久之则上焦津液凝为痰浊；右寸脉滑提示肺经痰火。《素问·举痛论》有云："寒气客于小肠，小肠不得成聚，故后泄腹痛矣。"患者伤于饮食，导致左下腹部反复疼痛，从西医的角度来看，这是该处肠道存在慢性炎症不能消除导致，而从中医的角度来看则是寒湿邪气留滞该处引起。肝主疏泄，既主疏畅气机，亦主疏泄二便。左侧下腹部为肝气所过之处，但由于该处寒湿邪气停滞，导致肝气为其所阻而郁结，木郁则克土，肝气郁冲，故见腹部痛；肝郁不升发则行其疏泄之职，故而腹痛发作时则必泄泻；肝郁化火，灼腐该处肠膜，故见泻下物带黏液；大便泻下后，该处积聚减轻，肝气得疏，故泻后痛即止；过饮冷则肠受寒而收引，过食肉则肠滞加重，紧张则肝气更郁，故而都会引发症状；肺胃不降，痰气阻于上焦，故见晨起刷牙呕吐、痰多、睡觉打鼾。

看到这里，也许有人会问，既然患者是小肠不通，寒湿阻滞，那为什么患者不表现为大便秘结反而见泄泻呢？

因为这种寒湿邪气阻滞肠道，并不是把肠道堵得严严实实的，而是像一层滑腻的污垢一样，黏在肠道四周，导致肠道无法吸收和运化，因此反而会出现大便泄泻而不是秘结。所以，本案治疗宜采用"通因通用"的方法，祛除留滞在肠道壁上的寒湿邪气即可。

心与小肠相表里，方中丹参、石菖蒲通心脉，开心窍，配合肠六味（火麻仁、猪甲、艾叶、苦参、红藤、鸡矢藤）通小肠之气，清肠道积聚；又加鬼针草（俗称盲肠草）散瘀消肿，止泻，长于清除肠道陈年久垢，能治疗各种肠炎，它同时还能通利小便而化湿，许多民间中医都用它来治疗泌尿系感染；加皂角刺破积排腐，加枳实推荡胃肠，二药合用以铲除隐匿在肠道内的旧邪；柴胡、黄芩清肝火；白芍缓急止痛；桑叶清肺；竹茹降肺胃之气；巴戟天温补脾肾。

3 天后患者复诊，诉服药后腹痛腹泻未再发作，大便成形，口干好转，痰较前减少，晨起刷牙呕吐症状亦减轻。予原方 5 剂巩固疗效。2013 年 12 月 3 日电话随访，诉未再有腹痛腹泻。

评注

本案的关键是判断出患者泄泻主因是寒湿邪气停滞肠道，从而采用"通因通用"的方法。若不然，留邪不除，再怎么健脾化湿都是没用的。

怎样才能知道是否应该用"通因通用"的方法来治疗泄泻呢？

一方面，从症状来说，如果患者每次泄泻后腹痛症状就会消除，人就会觉得舒服的话，那就说明泄泻是一种排泄邪气的行为。另一方面，患者左寸脉沉细，提示了小肠不通，舌根部苔白厚，提示了下焦肠道有寒湿邪气停留。综合这几个因素，判断基本上就错不了了。

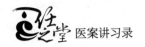

二十九、腹泻（脾肾阳虚）

基本情况　徐某，男，48 岁，江苏常熟人。

主诉　腹泻反复发作二十余年。

病史　患者自小体弱，瘦小，常感冒发烧。平素爱吃西瓜。二十余年前患者发现一吃冷的东西或者水果即会出现腹泻症状，刚开始时，自己口服黄连素可以控制症状。患者未予重视，未注意调整饮食习惯，亦未就诊。随后病情逐渐加重，不吃冷食及水果也会腹泻，由一周一次发展为一天二到三次。每次腹泻发作前均会有腹痛，痛则必泻，泻下如水样便，泻后腹痛即止，伴肛门重坠感，排不干净，拉完又想拉。遂于 2013 年 11 月 16 日来任之堂就诊。

现症　头发已花白，怕冷，腹泻日 2 次，胃纳可，口干不欲饮水，无口苦，小便调，睡眠好。

舌象　舌质红，苔薄黄而少，舌中可见裂纹。

脉象　右关尺脉浮取微弦，按之濡弱，左尺陡然下沉。脉整体下陷，偏细，脉气弱。

处方

炮附子 10克	红参片 15克	炒白术 20克	苦参 3克
茯苓 15克	炙甘草 10克	荆芥 10克	防风 10克
柴胡 10克	川芎 10克	独活 5克	羌活 5克（后下）
枳壳 10克	桔梗 10克	干姜 10克	熟地黄 30克

3 剂

分析　此案病机当为脾阳虚陷，肾阴不足。

脉右关尺浮取微弦，提示阳气弱而有寒。按之濡弱提示脾虚水湿不运。脉整体细反映阴精不足，左尺陡然下沉反映肾阴亏虚严重。整体脉气弱，提示阳气虚弱；脉整体下陷，提示阳气不升。患者常吃冰冷食品及水果损伤脾阳，以致脾阳不升反而下陷，故而见食则腹泻；脾阳虚不能运化寒水湿气，故见泻下大便如水样；脾阳虚弱严重，每日总有匮乏之时，而胃中水湿每日亦有聚而盛之际，虚实相逢，阳不胜阴，阴胜则寒而痛，阳溃则陷而泻，故患者每日时有痛泻发作；脾阳虚，津液不运，故见口干不欲饮水；患者长期腹泻，脾胃虚弱不能运化饮食为精微，土不生金则金不生水而肾精不足，故见头发花白。小便调则提示肺气尚能布津液通水道，肾阳尚能温膀胱化水气。

综上所述，本病以中焦虚寒、脾阳不升为主要矛盾，治法当以温阳升阳为主。李东垣在《脾胃论》指出："如飧泄及泄不止，以风药升阳。"方中以附子理中丸（附子、红参、白术、干姜、炙甘草）温振脾胃；以防风、荆芥、羌活、独活这些风药升阳气，化湿气；柴胡、川芎疏肝提气；桔梗、枳壳开通上焦；熟地黄养肾阴，补左尺不足；茯苓渗湿、苦参泄浊，两者与诸升阳药同用，使升中有降，升降循环。

3 天后患者复诊，诉服药后每日均无腹泻发作，大便成形，矢气多。予原方 10 剂带回家巩固疗效。12 月 3 日电话随访，腹痛、腹泻无再发作。

评注

脾胃虚寒久泻，若仅治以温阳效果往往不理想，若仅治以渗利则病情有可能会反复且加重。这是为什么呢？

李东垣在《脾胃论·调理脾胃治验治法用药若不明升降浮沉差互反损论》中云："今客邪寒湿之淫，从外而入里……用淡渗之剂以除之，病虽即已，是降之又降，是复益其阴而重竭其阳气矣，是阳气愈削而精神愈短矣，是阴重强而阳重衰矣，反助其邪之谓也，故必用升阳风药即差。"指出脾胃虚寒泄泻，处方整体要以升发向上为主，须风药升阳气，令足太阳膀胱经经气运转，则水湿循行运化。若仅仅治以渗利，则湿邪从里从下走，则阳气亦随之下驱而不升矣，且里本虚弱，更以何化入里下驱之湿？故病情反而加重。而如果仅治以温阳，则寒去湿留，故疗效也不好。所以，治疗这种阳虚下陷导致的泄泻，用方要以温升阳气为主，以渗湿为辅。

三十、腹胀（寒热痞结）

基本情况 姜某，女，30 岁，十堰人。

主诉 腹部胀痛不适半月。

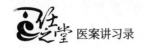

病史 患者平素饮食不规律，嗜食肉类、水果、冰冻饮料及辛辣食品，素早晚手脚凉，脚怕冷，容易出汗。半月前，患者吃了较多冰冻食品后，又去吃辣肥肠，随后出现腹泻症状，自己口服藿香正气丸无效，又吃氧氟沙星后腹泻止，但随即出现腹部胀气疼痛不适，胀痛反复无定时，以吃饭后最明显，伴有气坠肛门急迫感，腹部气窜鸣响，并可见肚脐及附近隆起包块，大便后或者矢气后症状可缓解。遂来任之堂就诊。

现症 腹部胀痛，气窜鸣响，肚脐及附近可见稍隆起，右侧手指麻木，心烦，以胀痛发作时明显，口干口苦，多饮，爱喝凉水，胃纳好，无呕吐，大便2天一行，便溏且不顺畅，小便黄，睡眠差，梦多。平素月经正常。

舌象 舌质红，舌尖及两侧可见红点，舌根白。

脉象 双寸关脉滑数，双尺脉弦。双手脉均上越。

处方 黄连 5克　黄芩 10克　干姜 10克　党参 20克
　　　大枣 5枚　法半夏 20克　炙甘草 6克　小茴香 10克
　　　厚朴 15克　枇杷叶 30克　酸枣仁 20克　生大黄 10克
　　　3剂

分析 此案病机当为下寒上热；脾胃虚弱，中焦不运。

患者平素爱吃水果、喝冰冻饮料，导致脾肾阳气受损，久之而生寒湿，积于下焦，故见早晚手脚凉，脚怕冷。爱吃辛辣则发散阳气，久之易生浮热，故而平素容易出汗。患者长期不良的饮食习惯，使身体处于上热下寒的不健康状态，其实已经为各种疾病的产生埋下了隐患。本次发病前吃了冰冻食品，损伤脾阳以致清气不升，而后又吃辛辣食品，辛能入肺而开通大肠，故而出现泄泻症状。吃抗生素苦寒攻伐脾胃，虽然止了泄泻，却导致了脾胃之气损伤。胃气虚则浊气不降，脾气虚则清阳不升，导致中焦气机不转，上下不得，故生胀满，满甚则痛；食则脾胃气行，故胀甚；中焦是气机出入升降的枢纽，中焦不转，上下阴阳不能沟通，热气独留于上焦，寒湿独沉于下焦，就容易导致上热下寒；双侧寸关脉滑数提示上焦郁热，故见心烦，口干口苦，多饮，爱喝凉水，小便黄，睡眠差，梦多；双尺脉弦提示下焦寒水结聚；双手脉均上越提示气逆不降，人身左主升，右主降，今气逆浊气不降，壅于肢末，故见右手指麻木；舌质红，舌尖及两侧红点，舌根白正是上热下寒的表现。

治疗以半夏泻心汤为底，该方出自《伤寒论·辨太阳病脉证并治》："伤寒五六日，呕而发热者，柴胡汤证具，而以他药下之，柴胡证仍在者，复与柴胡汤，此虽已下之，不为逆，必蒸蒸而振，却发热汗出而解。若心下满而硬痛者，此为结胸也，大陷胸汤主之，但满而不痛者，此为痞，柴胡不中与之，宜半夏泻心汤。"方由黄连、黄芩、干姜、党参、炙甘草、大枣、法半夏组成。方中法半夏善降胃气，具有土之气，干姜、黄连、黄芩色黄，具有土之色，党参、炙甘草、大枣味甘，具有土之味。所以，整个方子善治脾土之病。其中半夏、干姜辛温能散寒结，黄连、黄芩苦寒能泄郁热，大枣、炙甘草、党参味甘能补中。诸药同用令中焦运转，则上下沟通，寒热调和。临床治疗脾胃虚弱、中焦不转、中气痞结导致的寒热胶结于中焦，或者上热下寒，效果都很好。老师在方中加厚朴苦而辛，降中有升，为温中行气要药，其与干姜相配则又善化寒结；加小茴香以温暖下焦肠道，能促进肠道蠕动，排气排浊；《神农本草经》言酸枣仁主"心腹寒热，邪结气聚"，李时珍言其主脐下满痛之症，故方中加酸枣仁，以疗脐下满痛，且其味酸能收敛浊气，其仁有脂而润能润肠，与枇杷叶、大黄共用降下逆火逆气，通导胃肠。

二诊　患者 4 天后复诊，诉服药后腹部胀痛症状消失，手麻木明显减轻，其他口苦心烦各症均好转，但中午吃了冷冻的酸牛奶后腹胀痛又发作，故来复诊。

处方　黄连 5克　黄芩 10克　干姜 10克　党参 20克
　　　大枣 5枚　半夏 20克　甘草 6克　小茴香 10克
　　　厚朴 15克　枇杷叶 30克　酸枣仁 20克　大黄 10克
　　　生牡蛎 20克　葛根 20克　细辛 8克　3 剂

分析　患者愈后再吃生冷，本来虚弱的脾胃再次受到损伤，故病情复发。方在原方基础上加牡蛎、葛根升清敛湿，加细辛温散下焦寒水。

再过 4 天，患者又因为吃冷辣食品引发腹痛回来复诊。这真是"患者不忌口，医生忙断手"。老师好好地教育了她一番再开药。此后再复诊 2 次，病情方告痊愈。

评注

　　对于这种脾胃虚弱兼寒热虚实夹杂的脾胃疾病，西药治疗往往疗效不佳，甚至会引发变证，因为西药苦寒攻伐伤正气，虽然能祛邪气，但却会导致脾胃更加虚弱，病情反而加重。而以半夏泻心汤为主，根据患者脾虚情况及寒热轻重调整黄连、黄芩、干姜及人参（党参）用量，临床疗效很好。但是"病从口入"，故凡治疗脾胃疾病，患者要特别注意饮食忌口，否则吃再多的药也是没用的。

三十一、反酸（精气亏虚）

　　基本情况　仇某，女，64岁，浙江乐清人。

　　主诉　反酸水反复三十余年。

　　病史　患者体形消瘦，面色暗淡。自小身体体质较差，经常腹泻。三十余年前的某日，一次性吃了较多粽子，随后即出现严重的恶心及反酸水症状。此后三十余年来，患者每日均会出现反酸水症状，饱后则加重，空腹时减轻。2003年在当地医院行胃镜检查示慢性浅表性胃炎，胃下垂。予奥美拉唑及蒲公英之类清热降胃中药口服，患者服药后反酸症状无好转，反而每次服药后均会出现小腹部收缩绞痛不适。此后患者未再进行系统诊治，症状持续存在。遂于2013年11月8日来任之堂就诊。

　　现症　怕冷，时有反酸水，饱则反酸水加重，偶有打嗝，消谷善饥，无胃胀胃痛，口苦，无口干，时有头晕，双眼干涩，视物不清，腰酸，双腿沉重无力，晚上手脚心发热，日间出汗多，大便无力，一日一行，便后肛门有坠胀感，大便有残余，须以热水敷肛门大便才能尽下，小便正常，睡眠差，多梦易醒。

　　舌象　舌质偏红，舌苔淡白而少。

　　脉象　双寸脉、双尺脉细而弱，双关脉取之郁，按之濡弱。脉整体极细且弱，脉无神。

处方　熟地黄 $_{30克}$　　当归 $_{25克}$　　　怀山药 $_{30克}$　　肉桂 $_{5克（后下）}$

　　　　芡实 $_{20克}$　　　木香 $_{15克}$　　　黄连 $_{3克}$　　　炒薏苡仁 $_{20克}$

　　　　巴戟天 $_{15克}$　　肉苁蓉 $_{10克}$　　生白术 $_{40克}$　　竹茹 $_{30克}$

　　　　菊花 $_{10克}$　　　红参 $_{20克}$　　　干姜 $_{6克}$　　　3剂

分析　此案病机当为精气亏虚，五脏失养，脾胃虚弱兼有胃火虚亢，肝胆郁而有热。

从脉象整体情况来看，脉极细提示阴精亏虚，脉弱无神提示阳气衰微。分开来看，双寸、双尺、双关脉均弱提示五脏精气均不足，这可能与患者自小经常腹泻导致营养不良有关。脉取之郁、按之濡弱在右关提示脾胃虚弱，在左关提示肝郁血少，两关均郁则反映中焦郁滞不转。患者心阳不足，阳弱则阴凝，故见怕冷，腿重无力；肺气虚，肺表不固，故见日间汗多，肺与大肠相表里，肺气弱故大便无力；肾精亏虚，故见腰酸；阴精亏则易生虚亢之火，故夜晚手足心热；肝血少故见头晕、眼干涩、视物不清；肝胆郁热，故见口苦，眠差多梦；患者消谷善饥为胃火虚亢，也同时提示患者胃酸分泌旺盛；患者脾胃虚弱，饱食则脾无力运化，因此必然有部分分泌的胃酸不能被脾脏用来运化食物，这部分未能利用的胃酸因胃气虚不能降下而上逆，故患者饱则反酸水明显；精气不足，直肠失养，传导无力，气滞不行，故见大便无力有残余，便后肛门坠胀不适；热水敷肛门后直肠得到温润，故大便能下。

方中熟地黄、当归属阴比像于坎卦中两阴爻，肉桂属阳比像于坎卦中一阳爻，因此熟地黄、当归、肉桂相配比像于坎卦而补左尺不足，其中当归养血，又能补左关不足；巴戟天、肉苁蓉两者均温而润，能益肾阳补右尺不足，且兼能润大肠；怀山药、芡实、炒薏苡仁健脾化湿补右关不足；红参、干姜益心肺阳气补两寸不足；菊花清肝胆火且能明目；白术健脾升清阳，配当归、肉苁蓉而能润肠通便；竹茹降胃气，白术、竹茹两者同用转动脾胃升降气机；黄连清胃火，能厚胃肠制胃酸；木香长于行气化滞，能行中焦之气，亦能兼顾后重症状；黄连、木香同用有香连丸之意，能行气化湿，善治里急后重。

3天后患者复诊，诉反酸水症状痊愈，睡眠好转。大便后仍有肛门坠胀感，排不干净。此后患者治疗重心转为大便排不尽为主。在以后的复诊中反酸水未再发作。

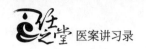

评注

　　该病案处方中未用一味制酸药物，却能用 3 剂药治愈 30 年的反酸水宿疾，这是为什么呢？

　　从西医的角度来看，患者反酸水只是脾胃上的症状，因此治疗不出制酸和消炎范围，这显然是局限的和错误的。看到这里，也许有人会问："那为什么有的人吃了西药，胃病也能痊愈不再发作呢？"因为有的患者正气尚足，脾胃以外的脏腑功能正常，在吃西药把脾胃症状控制后，机体脏腑能发挥协调作用而使得脾胃功能恢复，也就是说一个正气充足的人体是具有自愈的调节能力的。很多时候西药只是针对症状治疗，有些患者能痊愈，是因为机体还能自我修复，有的患者症状反复或者无效，是因为机体的某个环节已经无法自我修复了。而从中医的角度看，上焦心肺象天象乾，下焦肾阴肾阳象地象坤，形成运转的大轮子，中焦脾升胃降，肝升胆降是两个小轮子，人体三个轮子同时运转，互相制约，互相协同。本病例的患者，因精气亏虚，五脏均失濡养，因此三个轮子都无力运转，治疗上如果仅针对脾胃这个小轮子的话，那是舍大取小，只能有小效。但是如果着眼于整体，补足五脏精气，让三个轮子都能转动，那么在脾胃这个环节上只需用一味木香轻轻一拨，就能自我修复了。这就是该患者不用制酸药而能治愈反酸水宿疾的原因了。"五脏得其所养，则能行其所用"，也就是这个道理。

　　其实，这个患者的既往病史已经向我们提示了治疗的思路。她每次吃奥美拉唑来抑制胃酸以及吃蒲公英等中药来清热降胃的时候，不但胃反酸没有好转，反而会出现小腹部收缩绞痛不适。这就说明疾病的主要矛盾既不是胃酸过多，也不是胃气不降，而是脏腑气血不足，功能虚弱，不能运转。这时候，只要把脏腑气血补足，人体机能就能自动运转，就像一辆没有油的车一样，只要把油加上，它就能跑了。所以，作为一个中医生，临证的时候要细心观察患者的每一个细节，因为治疗的关键很可能就隐藏在一个不起眼的细节里。

三十二、胃胀（中焦郁滞）

基本情况　李某，女，43 岁，河南南阳人。

主诉　胃胀堵 5 个月，胸闷半月。

病史　患者平时爱生气。平素脾胃较差，一吃生冷食物就拉肚子，时有完谷不化。半年前因饮食不当，开始出现胃胀满。在当地医院就诊，行胃镜检查提示慢性胃炎，予以吗丁啉、奥美拉唑等西药治疗，服药时稍有缓解，停药后则反复，当心情好时胃胀也有好转。半个月前开始出现胸闷气短，并伴有左下肢的灼热感。遂于 8 月 18 日前来就诊。

现症　胃胀满，纳差，常打嗝，偶有反酸胃痛。口干口苦，咽部稍有灼热感。胸闷气短，易受惊吓，眠差多梦，常梦见死人。月经提前，经量少，质稀色淡。腰酸背痛，左下肢有灼热感，常怕冷。大便不畅，小便尚可。

舌象　舌体瘦，舌苔白，舌边、尖多红点，舌下静脉曲张。

脉象　左寸细而弱，双关脉郁而弦，双尺脉沉细无力。

手诊　指甲月牙大而白，无光泽。右手中指、无名指指甲多棱线。

处方
桂枝 20克	炮附子 10克	枳壳 15克	桔梗 15克
木香 30克	当归 10克	白芍 15克	柴胡 10克
茯苓 20克	白术 15克	生姜 15克	薄荷 6克(后下)
三棱 15克	莪术 15克	炙甘草 8克	7 剂

分析　此案病机当为肝郁脾虚，中焦郁滞。

左寸脉弱，结合双尺脉沉无力，提示心肾阳虚；左寸及双尺脉都细，结合指甲多棱线，月牙无光泽，说明精血不足；双关脉郁而弦，提示中焦郁滞不通，日久必导致血瘀，故可见舌下静脉曲张；舌体瘦，舌苔白，舌边、尖多红点，这是典型的肝郁脾虚，肝胆郁而化热的表现。中焦郁滞不通，脾土板结，肝气郁冲，胃气上逆，故可见纳差胃胀，打嗝反酸；肝胆郁而化热，故见口苦、眠差多梦、易受惊吓；心肾阳虚，阴气来克，故常常梦见死人；肝主冲脉，肝经郁热，故见月经提前；精血不足，故见月经量少，色淡，腰背酸痛；中焦郁滞，胸部气机运行不畅，故见胸闷气短。

处方以逍遥散为主，健脾养血，疏肝理气。加桔梗、枳壳开通胸膈，配木香理三焦气机。桔梗、枳壳同用名为桔梗枳壳汤，功能开宣胸膈部气机。原用以治伤寒痞气，胸满欲绝，与橘皮枳实生姜汤颇有神似之处。橘皮枳实生姜汤出自《金匮要略·胸痹心痛短气病脉证治》，其曰："胸痹，胸中气塞，短气，茯苓杏仁甘草汤主之；橘枳姜汤亦主之。"临床上，凡是见双关脉郁同时伴有胸闷症状的，都可以考虑加桔梗、枳壳、木香这个药组加强疗效。方中加桂枝、附子补助心肾阳气；加三棱、莪术化中焦瘀滞。

8月底电话随访，患者诉胃胀、打嗝及胸闷症状基本没有了。

评注

胃胀、胸闷是典型的中焦郁滞的症状。但是中焦郁滞有时候却不一定会以这些典型症状为表现。有的患者既无胃胀痛，又无胸闷，这样的话，仅仅从症状入手，就难以做出判断。所以，我们在临床要"望闻问切"四诊结合。比如说，这类患者，望其形多偏瘦，手指多细长。望其舌，多舌体瘦而薄，舌边、尖多红点，舌边多有齿痕；闻其声，多偏尖细，说话较急促而不和缓；问其病情，多爱理不理；而其中，尤以脉诊最为可靠。临床上，凡是见双关脉郁的，均提示中焦郁滞。

但是，到底何为"郁"脉呢？这看似最简单的问题，有时候却会引起误解。所谓"郁"脉，就是指寸关尺三部脉中相对最大之脉。有时候，我们看到来老师这里学习的同学，将患者的脉描述为"六部脉郁"，这显然是不正确的。

那么，"郁"脉到底有何临床意义呢？老师认为，"独处藏奸"，郁脉的部位和性质往往是疾病的关键所在。双关脉郁，就提示人体气机堵在肝胆和脾胃，导致中焦气机升降失调。这个时候，在治疗的大方向上，就可以考虑用逍遥散健脾疏肝，运转中焦。但在细节上，还是有具体的区别的。比如说，如果双关脉郁而濡弱，则说明中焦湿气重；如果郁而滑，则说明中焦痰气盛；如果郁而轻取柔和，重按有力冲指，则提示气郁在里；如果郁而弦亢，浮取有力弹指，重取反弱，则提示虚火上亢；如果郁而无力，则提示阳气不足。这些情况，处方都要在逍遥散的基础上相应做一些加减，治疗效果才会好。

三十三、胃胀痛（肝气犯胃）

基本情况　明某，女，28岁，湖北十堰人。

主诉　胃胀痛反复两年余，加重半月。

病史　患者平素脾气不好，爱生气。冬天身体怕冷，尤以四肢显著。夏天手脚心发热出汗。2012年开始出现持续胃胀，生气时加重，并伴有灼热疼痛感。2013年3月患者到当地医院就诊，行胃镜检查，诊断为慢性浅表性胃炎，伴糜烂出血。予西药德新唑口服，症状可以控制，但停药后即复发。2014年6月初患者胃胀痛症状加重，遂于13日前来就诊。

现症　胃胀痛伴灼热感不适，生气时加重。胃纳差，口淡，口干口苦，时有头晕，常有两胁疼痛。眼睛干涩，视物费力。经前双乳房胀痛，月经周期不规律，量少，色淡。睡眠差，入睡难。大便日一行，小便调。

舌象　舌质偏淡，舌边暗且有红点，舌苔黄，舌下脉络曲张。

脉象　右寸关脉上越，弦劲而实。左寸弱而不畅，左关弦劲有力，左尺不足。

处方　柴胡 12克　　黄芩 15克　　　党参 30克　　　生姜 15克
　　　　　大枣 5枚　　　法半夏 20克　　炙甘草 10克　　生麦芽 50克
　　　　　延胡索 15克　　木香 20克　　　3剂

分析　此案病机当为肝郁脾虚，肝气犯胃。

左关脉弦劲有力，右寸关脉上越，弦劲而实，提示肝郁不疏，肝气横逆犯胃，肺胃之气不降；左关脉弦劲有力，左寸弱而不畅，提示肝气不疏，木不生火；左尺不足提示阴精虚少。患者肝郁日久，子盗母气，必然消耗肾水，加之脾虚生血不足，则必然会导致阴血虚少。舌质偏淡，口淡，这些都是脾虚的表现。肝郁化火，郁火冲于脾胃，故见胃胀、灼热感不适；肝胆郁火，故见口苦；脾胃虚弱，运转失职，故见纳差，口干，口淡；足厥阴肝经和足少阳胆经均走行于胁肋部，肝郁则该处气血郁滞，故见疼痛不适；肝气过亢，故时有头晕；乳房为肝经及胃经所过之处，月经前气血经过乳腺下行成为月经，肝胃气滞，乳腺经络不通的矛盾在月经前就会凸显出来，故而月经前乳腺会胀痛；肝主冲脉，肝郁冲脉气机不调，故而月经周期不规律。

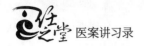

治疗以小柴胡汤为主方。《伤寒论·辨太阳病脉证并治》曰："血弱气尽，腠理开，邪气因入，与正气相搏，结于胁下，正邪纷争，往来寒热，休作有时，嘿嘿不欲饮食。脏腑相连，其痛必下，邪高痛下，故使呕也。小柴胡汤主之。"可见，胁肋部胀痛是小柴胡汤证的重要体征之一。这是因为人体后背为阳，前部为阴，胁肋部位居阴阳之间，为足厥阴肝经及足少阳胆经循行之处。人体气机在胁肋部运行特征是左升右降。小柴胡汤用柴胡、黄芩清肝胆以升左之气机，党参、半夏扶脾健胃，行胃降之令，以降右侧气机。故小柴胡汤能调动胸胁部气机的循环。因此，凡是邪气结于胁肋部的均可用之。方中重用一味生麦芽，因为麦芽有回乳的特有功效，可知其能打开乳房部位的经络，令气血下行。同时，生麦芽发芽时，其芽力能穿破石头缝，可知生麦芽还有很强大的疏发肝气的能力。由此可见，生麦芽实在是一味疏肝降胃的好药。方中再加木香、延胡索理气止痛。

6月17日，电话随访，患者诉胃胀痛、胸胁痛明显好转，其他症状也都减轻。

评注

这个患者和前面的胃胀（中焦郁滞）病案患者都有胃胀痛、纳差、口干苦症状，为什么前者用逍遥散，而本例患者用小柴胡汤呢？两个方子的临床应用怎么区别呢？

首先，从处方上来说，小柴胡汤中柴胡、黄芩清热疏肝，党参、半夏补土降胃，整个方子调动的是左升右降这个大循环。而逍遥散中当归、白芍养肝血，茯苓、白术健脾化湿，柴胡、生姜、薄荷共用疏通气机，整个方子启动中焦，向上向外疏发气机，调动的是肝木的疏发功能和脾胃的运化输布功能。

其次，从脉诊上来说，凡是左关脉郁弦，而右寸关脉上越的，适宜用小柴胡汤。而凡是双关脉都同时向关尺部下探，仿佛关尺部有东西一样的，则适宜用逍遥散。

脾胃疾病总结

编者认为脾胃疾病的治疗思路，主要要从梳理脾胃气机的升降和调和肝脾这两个方面入手。

脾主升清。《素问·阴阳应象大论》云："清气在下，则生飧泄。"若脾虚升举无力，则易病泄泻，以脉气弱并且沉细，或者脉气弱并且关尺脉大寸脉小为特点。治疗方法除健脾益气，还要佐以羌活、防风之类风药，鼓舞阳气上升。若清气下陷与湿邪相合为患，则病情会变得复杂。与寒湿为患，则脉象兼紧，治疗加用苍术、干姜之类药以祛寒湿；湿浊与胃肠积聚相合，则可见舌苔厚而浊，左寸脉不畅或者兼有右关尺脉沉取滑，治疗要配以肠六味或者承气汤类加减；清气下陷日久化热，郁于气分，脉象以上小下大且按之有力为特点，治疗以当归拈痛汤为主加减；若化热郁于血分，则泻利脓血，脉象多可见尺脉沉滑有力，治疗用白头翁汤或者芍药汤为主加减。

胃以通降为顺。若胃气不降，则浊气上逆。《素问·阴阳应象大论》云："浊气在上，则生䐜胀。"胃气上逆可导致胃胀胃痛，打嗝反酸，甚至胸部满闷，咽喉异物感，甚至颈部或者头部肿物等。不少心脏病、肺病、乳腺疾病、甲状腺疾病等都和胃气不降有关。脉象上多可见右关脉呈现上高下低的上越现象，治疗可用半夏、代赭石、枇杷叶等，随症加减降下胃气。

若脾胃不和，升降失职，症多见心下（胃）痞胀，治疗用泻心汤加减。

肝脾同居中焦，肝气不疏，则易横逆犯胃，导致脾胃疾病的发生。若肝气横于中焦，则可见胃胀、胃痛等症状，脉象可见双关脉郁而弦，治疗用逍遥散为主加减。若肝气犯胃，胃气上逆，则可见胃胀，伴有打嗝、反酸、嗳气等，脉象可见双关脉弦，而右侧寸关脉上越，治疗用小柴胡汤或者旋覆代赭石汤加减。

第六讲

眼睛干痛

随着现代生活方式的改变，人们用电脑、手机，看电视越来越普遍，甚至有的人因为职业或者爱好，整天都要盯着屏幕看。所以，眼睛干涩疼痛的患者还是相当常见的。虽然，这都和用眼过度有关，但是在辨证治疗上，还是有着具体的差异的。

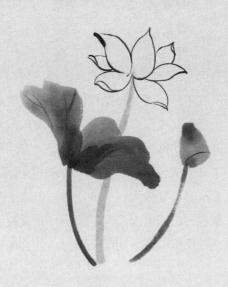

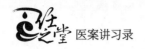
三十四、眼干胀痛（大气下陷）

基本情况　周某，女，34 岁，武汉人。

主诉　眼睛畏光、干涩、胀痛一年余，加重 20 天。

病史　患者平时饮食不规律，非常爱吃海鲜及水果。经常熬夜，玩电脑，睡眠时间一直很少。很少外出运动。2012 年因为饮食不慎，出现严重腹泻症状，随即出现眼睛畏光不能看电脑。在当地医院经过治疗后，腹泻好转，眼睛畏光亦随之减轻。此后一年多，腹泻症状反复，每次腹泻发作时则眼睛畏光加重，患者身体状态好时则眼睛症状缓解。约 20 日前患者出现胃中水响伴小便少症状，当地中医予以健脾益气及清热渗利（方中有泽泻、冬瓜子、石韦、茯苓等）药为方，服药后小便频数，眼睛畏光症状加重，伴有酸胀干涩感。遂于 7 月 18 日前来就诊。

现症　双眼干涩疼痛，伴有酸胀感，畏光不能睁开，心下觉有水气，时有水响声，偶有打嗝反酸，无胃胀痛。常怕冷，且有轻微腰痛。站起时头晕眼发黑，稍有疲劳则气不足而出现眠差、耳鸣。月经量少，色暗有血块。白带多。大便稀薄，小便短少无力。

舌象　舌质淡，舌根苔厚浊，舌下静脉曲张明显。

脉象　双寸脉不足，双关尺脉郁滞明显。

手诊　手臂及手指背面及腹面多青筋，指甲颜色发白无月牙。

处方　柴胡 6克　　升麻 6克　　独活 5克　　羌活 5克（后下）
　　　　黄芩 15克　　黄芪 20克　　白条参 10克　　珠子参 15克
　　　　木香 12克　　丝瓜络 15克　　3 剂

分析　此案病机当为大气下陷兼寒湿瘀血阻滞，气血亏少。

双寸脉不足提示上气不足；双关尺脉郁滞明显结合舌根苔厚浊，舌下静脉曲张，以及手臂及手指背面及腹面多青筋，说明患者体内寒湿瘀血停留，阻滞经络。患者经常吃海鲜水果伤脾肾阳气，而生寒湿浊邪。熬夜耗肾精，玩电脑伤肝血。患者长期的不良生活习惯早就摧毁了自己的身体。但最终还是口舌之欲引爆了导火索：伤食泄泻，导致大气下陷，清气不能上升濡养眼睛而发病。眼睛精气严重不足，就像一口锅里面没有了水，一开火就会干热无比，所以患者眼睛一打开，一被光线照到，眼睛功能一运行，就会像干锅开火一样，干涩疼痛不已。该患者双眼畏光非常严重。我们看到患者来看病的时候都是戴着眼罩来的。看病的整个过程，眼睛都不敢睁开看一下。患者本次发作是由于服用了渗利水湿的药物引起的。因为渗利性的药物在导水湿下行的同时，也会导致气机下行，胸中大气随之下陷，从而导致发病。气血亏少，故见指甲颜色发白，月经量少，起坐时头晕眼发黑，稍有疲劳则气不足；心下有水气，怕冷，月经色暗有血块，白带多，大便稀薄，小便短少无力这些都是寒湿瘀血阻滞的表现。

治疗参考张锡纯用"升陷汤"治疗大气下陷的思路。用人参、黄芪益气；柴胡、升麻、羌活、独活提升阳气，其中羌活、独活升阳同时还能除胃肠水湿；用木香、丝瓜络理气通络；寒湿瘀血阻滞日久难免化热，故方中柴胡、黄芩、珠子参共用透发郁热。

二诊 7月21日患者复诊，眼睛胀痛干涩明显好转，能睁开眼睛看东西了。

处方 自用人参泡水冲服三甲丹。

分析 虽然气血亏虚、大气下陷为发病根本原因，但患者手指背面及腹面多青筋，说明任督二脉瘀阻严重（手指背面对应人体督脉，腹面对应人体任脉）。瘀浊不除，经络不通，气血就无法上升濡养头目，并且即使吃再多补益药物，气血也没办法补进去。所以病情稳定后，就用三甲丹祛瘀浊，通经络。三甲丹由穿山甲、龟甲和鳖甲组成，功能通行人体一身经络。人参能补助正气。用人参配以冲服三甲丹，能增强三甲丹通络化积的力量，也使得攻邪同时不会损伤正气。

此后，患者陆续复诊，病情逐渐好转。

〔评注〕

我们平时辨证要善于抓关键点。本病例患者每次腹泻发作时眼睛症状即加重，腹泻缓解则眼睛症状即减轻，说明大气下陷是导致发病的主要原因。抓住了这个关键点，治疗的大方向就错不了了。

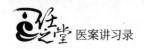

三十五、眼睛干涩（湿阻阳郁）

基本情况　张某，男，60 岁，十堰人。

主诉　睡醒后眼睛干涩三月余。

病史　患者平素喜食鱼、肉，且喝酒甚多，50 度白酒每天都要喝个七八两，平时看电视亦多。5 月份，患者开始出现睡醒后眼睛干涩的症状，伴有轻微疼痛，无酸胀感，活动后眼干涩可稍稍缓解。在当地门诊就诊，予天麻钩藤饮为主要组成的中成药口服，症状缓解，但停药后即反复。遂于 8 月 4 日前来就诊。

现症　睡眠正常，睡醒后双眼干涩，伴有轻微疼痛。醒后身体困重乏力，并伴轻微口苦。平时喝酒少时，以上症状可缓解。胃纳可，二便正常。嘴唇有粗糙感，若无粗糙感时，则肛门会有短暂瘙痒。

舌象　舌淡胖，质偏红，舌苔黄腻，舌面水滑。

脉象　右脉上越，左脉下陷。双关脉郁滑有力，双尺脉沉大，右尺脉缓。

处方

柴胡 12克	黄芩 15克	法半夏 20克	当归尾 20克
川芎 15克	赤芍 10克	茯苓 30克	生白术 40克
泽泻 20克	桂枝 15克	珠子参 15克	忍冬藤 40克

3 剂

分析　此案病机当为湿阻阳郁，中焦郁滞，清气不升，浊气不降。

患者双尺脉沉大提示下焦湿重；双关脉郁滑提示肝郁脾虚，中焦郁滞不通；左脉下陷，提示阳气不升；右脉上越提示浊阴不降。患者脾虚湿重，故见舌淡胖，舌面水滑；中焦郁滞化热，故见苔黄腻；湿阻阳郁，阳气不升，化生郁热，故见舌质偏红。

患者经常喝酒，看电视，日久则伤肝血损脾胃。脾胃伤则水湿内生，困郁阳气。肝血伤，肝失血养，不能行其疏发职责，则阳气郁而化热。肝脾俱伤，中焦运转失职，升降失调，导致水湿郁困阳气于下焦，患者因而发病。

人在睡眠时，肝木将清气从冲脉向上升起，今患者湿阻中焦，清气不能上濡眼睛，因此醒后眼睛干涩；湿气重着，阳气不能升发，因此醒后身体困重乏力；嘴唇为脾胃所主，脾胃水湿重，因此患者嘴唇有粗糙感；当脾胃运转，水湿能下趋肠道的时候，嘴唇粗糙感就会消失，而出现肛门短暂瘙痒，这其实是湿气外排的表现。

方中用当归芍药散为主加减治疗。当归芍药散由当归、白芍、茯苓、白术、川芎、泽泻六味药物组成，方子出自《金匮要略·妇人杂病脉证并治》："妇人腹中诸疾痛，当归芍药散主之。"其中当归、白芍、川芎有四物汤的功效，能补肝血而养肝，肝得血养，肝气自然能行其疏发之职。茯苓、白术健脾化湿，肝脾功能恢复，中焦就能运转。泽泻入水道泄水浊。川芎为血中气药，能升清气，导血上行。六药合用，中焦运转，郁滞自然能消除，从而湿气得泄，清气得升。所以此方最适于中焦郁滞又兼有湿阻阳郁，阳气不升的证型，临床上凡是脉象见双关尺脉大，同时又见左寸脉不足，双关脉郁的，都可以加减应用。老师在应用的时候，把白芍改为赤芍，以加强活血的作用。在当归芍药散的基础上，老师又加了柴胡、黄芩、法半夏，清肝降浊，有小柴胡汤之意；加桂枝和茯苓、白术、泽泻同用，有五苓散之意，能增强化湿泄浊的力量；加珠子参宣阳透热；加忍冬藤化湿通络。

二诊　8月7日患者复诊，诉睡醒后眼睛干涩减轻，小便黄，嘴唇无粗糙感。

处方

柴胡 12克	黄芩 15克	法半夏 20克	当归尾 20克
川芎 15克	赤芍 10克	茯苓 30克	生白术 40克
泽泻 20克	桂枝 15克	珠子参 15克	忍冬藤 40克
木香 30克	黄芪 40克	王不留行 30克	威灵仙 20克

3剂

分析　症状减轻提示用药思路正确。加木香理三焦气机，加威灵仙透发水湿，加王不留行泄浊。因为加了木香、王不留行、威灵仙这三味攻逐力量强大的药物，所以加一味黄芪补足正气，同时黄芪也有升阳除湿的作用。

患者吃完药后回来复诊，告诉我们症状进一步改善了。

评注

我们都知道睡眠的时候清气是不断地从冲脉上升的。如果肝经能正常地输布清气由冲脉上升的话，人一觉睡醒，就会精力充足，眼睛光彩有神。该患者睡醒后眼睛干涩反而严重，说明肝经输布清气上升受阻。患者活动后眼睛干涩症状减轻，说明阳气宣发不足。再结合舌脉，就不难做出湿阻阳郁的判断了。

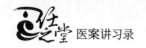

所以，我们在临床辨证的时候，分析患者主症缓解和加重的原因，是十分重要的。

三十六、眼干胀痛（阴虚气逆）

基本情况　黄某，男，33 岁，宝鸡人。

主诉　双眼干涩胀痛十余年。

病史　患者平时工作劳累，运动少，经常需要长时间坐在电脑旁，久则双眼干涩，腰部酸痛不适。平素怕冷，但是出汗也多。平时抽烟亦多，一日一包。2004 年开始出现双眼干涩伴胀痛，迎风流泪，怕强光，通过跑步或用热水洗澡后可缓解。有精索静脉曲张病史，睾丸坠胀疼痛，劳累后明显。睡醒后不精神，仍头昏沉。多方就诊，均效果不明显。遂于 7 月 15 日来诊。

现症　双眼干涩胀痛，胃胀纳差，无胃痛，无打嗝反酸，咽干，咽喉有明显异物阻塞感。右胁下疼痛，如点状刺痛。大小便正常。

舌象　舌边尖红，苔黄腻，舌中有裂痕。

脉象　双手脉上越。右关脉郁偏软，双尺脉沉细弱。脉整体偏细。

手诊　指甲颜色淡白，月牙少且短。

处方

川牛膝 20克	车前子 10克 (包)	炮附子 10克	肉桂 5克 (后下)
熟地黄 40克	怀山药 40克	山茱萸 10克	牡丹皮 8克
茯苓 15克	泽泻 10克	黄连 5克	黄芩 15克
珠子参 15克	羌活 5克 (后下)	7 剂	

分析　此案病机当为阴血虚，肾虚气机上逆，脾虚兼阳郁。

患者双手脉上越，提示气逆不降；舌中有裂纹、指甲颜色淡白、脉整体偏细，提示阴血不足；指甲月牙少且短、双尺脉沉，提示肾中气化不足；舌边尖红提示上焦有郁热不降；右关脉郁而偏软，舌苔黄腻，是脾虚有湿的表现。肝藏血，开窍于目。人眼睛主要依靠肝血来濡养，患者长期看电脑，气血不断地被向上调动，被眼睛消耗掉，一方面导致了阴精被消耗而虚少，另一方面也会加重气血的上逆。当肝血虚少达到不能满足濡润眼睛的程度的时候，就会出现干涩胀痛、怕光等症状，日久之后，子盗母气，肝脏不断抽调肾水，导致肾气亏虚，濡养封藏无力，气机就会进一步上逆，形成恶性循环。患者久坐不动，同时会导致伤脾生湿，水湿阻滞阳气，阳气宣发不足，因此会出现睡醒后头昏沉，不精神。跑步或者洗热水澡后，阳气得以宣发，清阳上升，眼睛暂时能得到濡养，因此症状会减轻。一方面气血上越，一方面阳气宣发不足，大家也许会觉得难以理解。升得太过和上升不及怎么可能同时存在同一个人身上呢？其实，气机上逆虽然提示气血亢越于上，但是这些亢越在上的气血，由于不能降下形成循环，就会变为浊气邪热，不但不能濡养机体，反而会产生祸害，所以我们说的气血上越并不表示清气也能上升。相反，由于气机上越，上焦浊气不降，反而会影响到清气的上升。

木生于水，肾为肝之母，肝血消耗日久，子盗母气，就会导致肾阴不足，故可见双尺脉沉细；阴精不足，咽喉不濡，因此会出现咽干；气逆胃气不降，因此会出现胃胀、纳差、咽喉异物阻塞感；双眼痛伴有胀感，结合右侧胁下点刺状疼痛，睾丸坠胀疼痛，有精索静脉曲张病史，这些都提示了肝经瘀滞不通的存在。

双手脉上越，脉细，双尺部沉细弱，这就是典型的使用济生肾气丸的脉象。因此方中用济生肾气丸（川牛膝、车前子、附子、肉桂、熟地黄、山药、山茱萸、牡丹皮、茯苓、泽泻）降逆气，泄浊气，养肾中精气。加黄连、黄芩清上焦热；加珠子参活血通络，透发郁热；用羌活除湿升阳，使得整个方子降中有升，升降循环。

8月3日随访，患者诉眼睛干涩胀痛症状明显减轻了。

评注

眼睛干涩显然是因为清气不濡引起的，用降逆的方法导气血下行，怎么能治疗眼睛干涩呢？有的人也许会觉得难以理解。

要知道，肝经和督脉是清气上升的两大通道。而这两大通道中的清气都来源于肾。只有肾中精气充足，气化有力，清气才能源源不断地向上输送。该患者气血上逆，被浪费掉，而机体得不到利用，使得肾中空虚，生化无力。这个

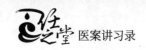

时候用降逆的方法，能把原来被浪费的气血调回肾中，肾气充养，则清气蒸腾上升，眼睛干涩才能缓解。

所以我们要明白，气血上逆的患者，浑身上下从里到外，精气都是不守而不足的。对气血上逆，我们不能简单地理解为上焦气血过多，下焦气血过少。

眼睛干痛总结

通过以上几个病例，我们可以发现，眼睛干涩虽然都是由于肝血不濡导致，但是治疗上也要具体辨证治疗，不能一味使用升阳气的方法，否则，对于气血上逆的患者，反而会加重病情。具体我们还是要依靠脉诊来判断。人体气血左升右降，因此，如果左手脉下陷，左寸脉不足的话，就以升清气为主治疗。如果双手脉上越的话，就应该以降逆为主治疗。

第七讲

其他

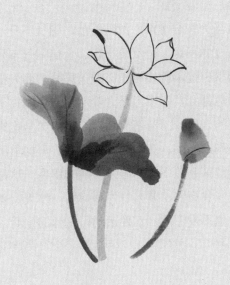

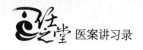

三十七、疲倦头晕（脾虚，湿阻阳郁）

基本情况　卜某，男，44 岁，丹江口人。

主诉　身疲倦、头晕沉反复 1 年余。

病史　患者从事脑力劳动，常久坐不动，平时运动很少，经常需要熬夜应酬。从 2013 年开始明显感觉体力不足，上楼时就心慌气短。稍微活动就易疲劳，而且嗜睡，整天头脑昏昏沉沉的，之后出现了头晕症状。在当地医院就诊，做脑部检查未见异常，服用西药及中成药（具体不详）效果不明显。一周前头晕加重，动则头眩，遂于 8 月 25 日前来就诊。

现症　身体困重疲倦，头晕沉，心慌气短，嗜睡。腰背疼痛，关节僵硬，到中午时刻关节僵有所减轻。胃纳差，易胃胀，并伴有口干，但又不爱喝水。大便黏，费手纸，小便调。

脉象　双手脉下陷。双寸不足，双关尺脉濡而大。右关脉明显郁。

舌诊　舌胖大，舌苔淡白，舌尖红。

手诊　手掌心发热，十指指甲下弯，指甲颜色郁红，月牙大。

处方

炒白术 15克	茯苓 20克	泽泻 20克	忍冬藤 30克
防风 10克	升麻 8克	葛根 30克	红参须 20克
当归 10克	苍术 10克	黄芩 12克	炙甘草 8克
苦参 6克	知母 10克	茵陈 10克	羌活 5克（后下）
猪苓 10克	3 剂		

分析　此案病机当为脾虚湿重，湿阻阳郁，阳气不升。

双手脉下陷，双寸脉不足，是气机下陷、上焦阳气不足的表现；右关脉郁结合舌体胖大，舌苔淡白提示脾虚湿重；双关尺脉濡而大提示下焦湿气很重；手掌心发热，指甲颜色郁红，指甲月牙大提示阳气郁闭在下焦化热；十指指甲下弯是阳气疏发不足的表现。《黄帝内经》云："久坐伤肉。"而脾主肌肉。患者经常久坐不动则伤肉伤脾，脾伤则水湿化生。再加上经常不运动，阳气得不到宣发，就会被水湿郁闭在下焦而导致疾病的发生。这种情况在现代社会相当多见，患者要么是职业原因，要么是生活习惯，整天窝着不动，看电脑、电视或者玩手机，平时也不爱干活，不爱运动。这样的生活，时间长了以后，就一定会出问题。碰到这种患者，老师在处方开药的同时，还会劝告患者要多到田地里面去劳动，因为干农活接土气则能补脾不足，晒太阳能补阳气，干活出汗能宣阳气，一举多得，比吃药效果还好。这一点我自己体会最深。我素有脾胃虚寒，大便总是不顺畅。但如果我光着脚板在太阳晒热的黄土地上走上几十分钟，以后一段时间大便都会变得很好很通畅，这种效果远远比吃药快得多强得多。阳气郁闭下焦，心肺阳气不足，所以患者会出现"身体疲倦，头晕沉，心慌气短，嗜睡，腰背疼痛，关节僵硬"这些症状。胃纳差，容易胃胀，是脾虚不能运化的表现。脾虚不能运化水湿，津液不能上承咽喉，因此口干但又不爱喝水。患者虽然上焦阳气不足，但是暂时还没有产生器质性的病变，所以西医检查不出个所以然来，当然也就没有办法治疗。

治疗思路当然是以升阳泄湿为法，像这种典型的水湿郁闭阳气较重的患者，当归拈痛汤是首选。当归拈痛汤由白术、茯苓、泽泻、防风、升麻、葛根、人参、当归、苍术、黄芩、炙甘草、苦参、知母、茵陈、羌活、猪苓组成。临床上，凡是见双寸脉不足，双关尺脉大，同时伴有郁热的，无论患者所患什么疾病，病异证同，都可以用当归拈痛汤加减治疗。方中再加一味忍冬藤化湿通络。

患者3天后复诊，告诉我们头晕明显减轻，其他症状也好转很多。

评注

湿阻阳郁化热，阳气不升是比较多见的一个证型，我们要把这个证型掌握运用好了，临床上相当一部分疾病都能取得好的疗效。

那么怎样去判断呢？首先从脉诊上来说，表现为双寸脉不足，双关尺脉大，关尺脉按之有濡弱的感觉。其次，从舌象上看，多为舌体偏胖大，舌苔淡白而舌质偏红。再次，从手诊来看，手掌心热，指甲月牙大，颜色红，这些都是阳气不能宣发，郁而化热的表现。把以上要点掌握好了，临证判断也就能八九不离十了。

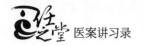

三十八、手掌脱皮（脾虚湿盛）

基本情况 李某，女，38岁，广州人。

主诉 双手掌掉皮11年，加重1年。

病史 患者原住北方，2003年迁到广州，不久后即出现双手指掉皮症状，开始先出现白色水晶样小疹点，伴瘙痒，疹点干瘪后即出现掉皮。每当天气从干燥转变到潮湿时，症状即会加重。曾多次到医院被诊断为"湿疹""皮炎"等，经西药口服及外用，症状可好转，但停药后不久复发，甚至有时加重。至2013年，患者掉皮症状加重，并从手指扩展到手掌。于2014年5月11日来任之堂就诊。

现症 双手掌手指掉皮，余无特殊不适，胃纳可，二便调。正在哺乳期中。

舌象 舌淡红苔薄白。

脉象 右寸关脉上越，右关脉取之郁而弦，按之缓弱。左关脉郁而弦。脉气整体缓弱。

处方 炒白术 20克　苍术 15克　法半夏 20克　杏仁 20克

苏叶 8克　丝瓜络 20克　柴胡 12克　黄芩 15克

枳壳 15克　桔梗 10克　木香 20克　白癣皮 25克

3剂外用

分析 此案病机当为肝郁脾虚湿盛。

右关脉取之弦大，按之缓弱提示脾虚湿盛；右寸关脉上越提示肺胃不降；左关脉郁而弦提示肝郁化热；脉气整体缓弱为脾虚湿盛的表现。患者双关脉郁，提示素有肝郁脾虚。从气候相对干燥的北方迁到湿热较重的南方后，因脾虚无力运化水湿导致发病。肺主皮毛，脾主四肢，手掌相对手背为阴面，主里。患者病变以手掌指皮肤为主，提示湿气内盛于肺脾两经。脾经水湿输于肺经，泛于掌面，故见手掌起白色水晶样疹点；脾虚精气输布濡养手掌不足，故手掌掉皮。

因患者正在哺乳期，为减轻药物吸收对婴儿的影响，因此以药物煎水外用为法治疗。方中苍术、白术健脾化湿；桔梗、枳壳、木香理气宽胸；半夏、杏仁、紫苏共用开通肺表同时降下肺胃之气，使得肺脾水湿外疏内泄；丝瓜络通络祛风化痰，其筋络贯串，因此能通三焦气机，化三焦水湿，其与桔梗、枳壳、木香同用能增强宽胸理气效果；柴胡、黄芩疏肝清热；李时珍谓白藓皮为足太阴、足阳明经祛湿要药，兼入手太阴、手阳明经，为诸黄风痹要药，善除皮肤疹痒。

5月14日患者复诊，掉皮好转，原方加苦参5克再用3剂。5月17日复诊基本痊愈返回广州，嘱患者注意饮食，回当地继续吃中药调理脾胃。

评注

　　"天人合一"是中医理论的核心思想之一，即人体气化规律必须与宇宙天地气化规律相适应。人体气化受环境气化的影响，若人体气化不能适应环境变化，就会发生病变。俗语"一方水土养一方人"就是这个道理。那为什么有的人换了环境没事，有的人换了环境就会不舒服呢？这主要是和脾胃有关，"脾土居中，脾主运化，主后天，主四时"。只要脾土健运，五脏就能有所养，自能调节适应环境的变化。因此本病例症状控制后，仍然要调养脾胃，否则难免复发。

三十九、咳嗽（土不生金）

基本情况　余某，男，37岁，浙江金华人。

主诉　咽干痒咳嗽反复发作1月余。

病史　患者小时候多病，常腹泻，使用抗生素多。平素思虑很多，脾胃不好，吃肉食则容易腹胀反酸水。有前列腺炎病史。1个月前患者出现咽干痒，咳嗽不适。症状反复。遂于2013年11月16日来任之堂就诊。

现症　咽喉干痒，咳嗽，痰少，无口苦，觉心慌，无胸闷，两胁部偶有刺痛不适，大便日一行，顺畅，小便偶有无力、频数、尿不尽，伴涩灼感，睡眠多梦。

舌象　舌尖红，舌苔偏白，舌下脉络瘀曲。

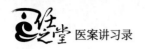

脉象　右寸脉浮弦细，右关脉郁，取之弦硬，按之濡弱。右寸脉上越过鱼际。脉整体弦而细。

处方　怀山药 $_{50克}$　　芡实 $_{20克}$　　　炒薏苡仁 $_{15克}$　　薄荷 $_{6克（后下）}$
　　　　珠子参 $_{10克}$　　3 剂

分析　此案病机当为肝郁脾虚，土不生金。

脉整体弦细是肝郁血少的表现；思伤脾，患者素体脾虚，气血生化不足，又加之思虑过度，耗伤脾阴，故而导致阴血少而脉显得弦细；思虑太多，大脑不停地抽调气血上行，故可见右寸脉上越过鱼际。右关脉郁，取之弦硬，按之濡弱，提示脾虚有湿兼脾阴不足。阴血不足，肝脏失于濡养，不能行其疏发之气，肝郁气滞，故患者两胁偶尔会有刺痛；脾虚土不生金则肺阴虚，故见咽干痒、咳嗽；脾虚水湿不能运化，下注膀胱，故可见尿频、无力、尿不尽；阴虚火灼，故伴小便涩灼感；血虚心失所养，故见心慌，睡眠多梦。

方中怀山药、芡实、炒薏苡仁是老师常用药组，用以健脾祛湿，同时养肺脾阴津。其中怀山药张锡纯谓其色白入肺，味甘归脾，液浓益肾，能滋润血脉，固摄气化，为平补肺脾肾佳品。芡实生于水中，为水中精，能敛固脾肾之气，同时还能化湿气；炒薏苡仁健脾利湿。三者合用则补中有泻，既能生阴精以润肺养心，又能益脾肾之气化而化湿，还能通过肠道直接泄下水湿，药性平和，久服无弊，宜于脾虚有湿兼有肺脾阴虚者。临床上凡是见右手脉弦细同时又有舌淡胖者，或者右关脉郁大而弦硬者，用这个药组都很合适。方中珠子参穿透通达，既善活血化瘀止痛，又善止血，通中有补，其力猛能疏通脏腑经络的各种壅塞，长于透发郁热外出，且不耗伤气血。薄荷性凉味辛气香，能宣通脏腑经络，疏发郁气，且药性平和不会引动逆气，亦不伤阴血。两者合用，长于解郁透热。

二诊　11月19日患者复诊，诉已无咽痒，干咳症状好转，无心慌，小便如前。

处方　怀山药 $_{30克}$　　芡实 $_{20克}$　　　炒薏苡仁 $_{15克}$　　薄荷 $_{6克（后下）}$
　　　　珠子参 $_{10克}$　　细辛 $_{4克}$　　葛根 $_{10克}$　　　10 剂

分析　患者咽喉症状好转。怀山药减量因其偏滋腻于化湿不利，加葛根升阳以助祛湿，加细辛，用其味辛气厚，以助肝气疏泄，布展气机。

12月8日电话随访诉咽喉偶有咳嗽，小便仍偶有频数无力。

评注

本案患者脾虚而不用四君子汤之类健脾，因其壅满与水湿偏盛不宜；湿盛而不用五苓散之类渗利，因为渗利伤阴，患者肺脾阴精不足，所以也不合适；湿重而不用风药升阳，是因为患者脉无下陷，所以无须升阳，但化其湿即可，且患者阴血少也不适宜升发，肝郁而不用柴胡疏肝亦是因此。因患者脾虚日久，治疗短期难以起效，故用药上取中庸之道，在健脾化湿的同时疏和气血，若患者能坚持久久服之，自能见效。

四十、牛皮癣（肝郁脾虚）

基本情况　曲某，男，42岁，沈阳人。

主诉　全身反复牛皮癣发作7年。

病史　患者为讲师工作，常在全国各地奔走，工作劳累且诸多不顺，精神压力大，常焦虑不安。平素饮食不规律，挑食，熬夜多。2007在一次感冒后，开始在头部散在出现少量丘疹样皮损，不痒，渗液少，结痂后掉皮。到当地医院治疗，予药物口服外用（不详），可暂时控制病情。但不久后病情即加重，皮损增大，浸润增厚，并发展到胸背及四肢躯干部位。常感冒后加重，喝酒后亦加重，睡眠休息好时好转，患者一直以来未系统诊治。近2年来，患者工作顺利，焦虑感和压力减轻，症状亦随之减轻，背部腹部及腿部皮损较前变浅变小。2014年1月11日患者来任之堂就诊。

现症　躯干四肢及头部泛发多形皮损，部分融合成斑片并浸润增厚，皮损边界清楚，表面覆盖少量干燥皮屑。胃纳差，无胃胀胃痛，大便干结，两日一行，小便黄，尿频，尿时膀胱胀，平素出汗少。

舌象　舌尖红，苔薄白，中黄腻。

脉象　双寸脉不足，双关脉郁，双尺脉沉弦长而大。脉象整体弦而不柔。

处方　柴胡 10克　当归尾 15克　白芍 20克　茯苓 20克
生白术 80克　生姜 15克　炙甘草 10克　荆芥 10克

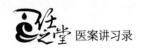

防风 _{10克}　　　党参 _{30克}　　　　大黄 _{10克}　　　　薄荷 _{6克（后下）}

肠六味 （火麻仁20克，猪甲5克，艾叶5克，苦参5克，鸡矢藤30克，红藤20克）

3 剂

分析　此案病机当为肝郁脾虚，内生湿浊，外有风邪停留。

双寸脉不足，结合双尺脉沉弦长而大，脉象整体弦而不柔，提示气机郁而不能疏发，与其平素工作不顺，压力大有关；双关脉郁提示肝郁脾虚，中焦郁滞；患者工作压力大，焦虑不安导致肝气郁结，因而诸气不顺，气机不疏，浊气就容易内留。肝气犯脾，加之平时饮食不规律、挑食，而致脾胃虚弱，因而运化无力则水湿内生。水湿浊气停留为疾病的产生埋下了隐患；感冒后，风为阳邪，侵犯头部，引动湿浊上泛与风邪相搏结为患，导致了疾病的发生；风邪虽善行数变，但与黏腻的湿邪相合后就留恋不解。风邪不去，表气不开，故患者平素出汗少。肺与大肠相表里，肺表不畅，则大肠气机亦不通，故患者大便干结，两日一行。感冒后风邪被引动，故而症状加重；喝酒后，酒的发散之力带动湿浊外发，故而症状也加重；睡眠休息好后，脏腑功能自动调整，湿浊能够代谢，故而症状可减轻；工作顺利，焦虑感和压力减轻时，肝郁得以缓解，故而症状也能减轻。

处方以逍遥散为底，其出自《太平惠民和剂局方》，由柴胡、当归、白芍、茯苓、白术、生姜、炙甘草、薄荷八味药物组成。是治疗肝郁脾滞证的代表方。其中用当归、白芍养肝血，肝血得养，肝气自然就能疏发。用茯苓、白术健脾化湿。其中，重用白术一味。《伤寒论》中用附子、白术治疗水湿，谓服药后皮下如有虫行，可知其药力能达于肌肉于皮肤。《神农本草经》谓其"气味甘温，无毒，治风寒湿痹、死肌、痉疸，止汗、除热、消食"。可知白术善于化肌肉中湿浊，输布精气达于肌肉皮肤，能去死肌，生新肉，培土生金。因此，老师在治疗伴有脾虚湿盛的皮肤疾病时，常大剂量使用白术。当归、白芍、茯苓、白术四药同用则中焦左右肝脾两个轮子就能转动起来。用炙甘草一方面色黄味甘能补脾胃，与茯苓、白术同用有四君子之意。另一方面与白芍同用有芍药甘草汤之意，能缓肝之急（肝为刚脏，气郁不得宣，必发急而易怒）。柴胡升少阳之气，与薄荷、生姜共用，宣发阳气，开散郁结。老师告诉我们，凡是见双关脉郁的同时还会向关尺之间下沉一些的，一般都可以用逍遥散运转中焦，宣阳解郁。

方中还加了荆芥、防风，同薄荷一起疏风解表，并能升阳解郁。加肠六味和大黄通腑排浊。加大白术用量至80克，还能与当归一道起润肠通便的作用。加党参与茯苓、白术、炙甘草同为四君子汤，加强健脾效果，且与诸疏风通肠药同行，以免耗伤正气。

二诊 2月18日患者复诊，诉皮损变浅变小，大便正常了，矢气多，胃口好转，饮食增加。工作仍忙，人劳累，焦虑。

处方 焦甘草 30克　　黄连 5克　　　　枳壳 12克　　　桔梗 12克
　　　　木香 20克　　　党参 30克　　　炒白术 30克　　茯苓 15克
　　　　鸡矢藤 50克　　鸡血藤 30克　　生麻黄 10克　　杏仁 12克
　　　3剂

分析 患者肝郁脾虚减轻，故而症状亦缓解，肝气能疏发，表气畅达，则里气亦能通畅，故而大便转正常，矢气多，胃口好转。二诊既然患者气机得疏，则改以四君子汤为主健脾化湿。加焦甘草者，以其味甘焦苦，焦苦能入心，甘能缓急，故善治焦虑不安。加黄连者，能清心除烦，更能入脾，长于清脾中湿毒。加麻黄、杏仁祛肺表风邪湿气。加桔梗、枳壳、木香理中焦之气。加鸡矢藤排湿浊，并与鸡血藤同用通行经络。老师认为，皮肤疮疹疾患长久不愈，其中一个原因是湿浊邪气深入于经络中，故治疗时常常搭配使用一些藤类药物来通经络。

📖 **评注**

牛皮癣多是湿邪流注皮肤肌肉甚至骨髓，与风邪、郁火等相合为患导致，因其邪黏腻难除，故治疗十分棘手。本病湿浊之所以能停留不去，与肝郁脾虚，中焦不能运转有很大关系，所以用逍遥散能收到好的疗效。

逍遥散药物平淡无奇，因此不少人对这个方子重视不够，甚至仅仅把它当作是一个不痛不痒的类似西医安慰剂的方子来使用。这是因为他们没有认识到中焦运转的重要性。

中焦肝脾两轮运转到底有多重要呢？

肝脾居中于中焦，是气机上下出入的枢纽。邪气必须经由中焦才能深入，

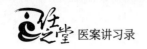

同样，在里的邪气也必须经由中焦才能排出。中焦之中，脾胃受盛运化水谷，后天之气全依赖脾土化生，是人体正气的来源。同时脾土还受盛运化邪浊。人体的浊气、邪气，大部分都要经过脾胃的运化后，再由肝经疏泄，才能排出。所以，中焦一旦运转失职，浊气就会停留，导致各种疾病甚至肿瘤的发生。

逍遥散能补肝调脾，使肝脾功能运行，中焦运转，气机升降出入的道路打通，很多疾病都能自动调整而痊愈，从而达到"不治而治"的目的。

人生活在天地之中，中焦气机时刻都会受到影响。人的脾胃每日都要接受食物，人的情绪每时每刻都会受环境的影响。所以，肝脾疾病是普遍存在的。对于脾病，调治同时还要注意饮食健康，才有康复的可能。对于肝病，尤其是肝郁，药物往往只能收一时之效，只有从"心"的角度去治疗，才能有长期的效果。实际上，只要有一颗自私的、追求名利享乐的心，就总会在环境不顺利、求之不得时而肝郁气结，心生烦恼怨恨。而人生在世，哪能没有不顺利的时候呢？因此，对于肝郁患者来说，静观自我而修行内心智慧，少些"执着"，少许"自我"，才是解除肝郁的王道，否则，吃再多的药也是没用的。

四十一、睾丸痛（寒瘀阻滞肝经）

基本情况　马某，男，29岁，浙江人。

主诉　右侧腹股沟痛连及睾丸痛15年。

病史　患者14岁的时候因碰撞导致右侧腹股沟处受伤而出现疼痛不适，并牵引至右睾丸疼痛。患者间断口服抗生素，效果不明显，疼痛一直反复。2014年8月于当地医院进行B超检查，发现有轻度精索静脉曲张及前列腺炎。遂于8月8日前来就诊。

现症　右腹股沟痛连及右侧睾丸疼痛。睡眠少，体倦乏力。胃纳尚可，小便黄，大便调。

舌象　舌体瘦，舌苔白润，舌边有齿痕。

脉象　右手脉上越，左寸脉不畅，双关尺脉沉弦而硬。

手诊　指甲泛红无月牙。指背可见青筋暴露。

处方　王不留行 30克　小茴香 10克　干姜 8克　延胡索 10克

　　　　没药 8克　　川芎 15克　蜈蚣 2条　肉桂 5克（后下）

　　　　五灵脂 10克　蒲黄 10克　乌梢蛇 30克　葛根 30克

　　　　赤小豆 10克　茯苓 50克　当归尾 20克　3剂

分析　此案病机当为寒瘀阻滞肝经。

双关尺脉沉弦而硬，提示下焦有寒瘀；左寸脉不畅结合指甲泛红无月牙，指背青筋暴露，提示督脉不畅，阳郁不宣。人体足厥阴肝经循行路线沿大腿内侧入阴中，绕阴器而行，至小腹，夹胃两旁，属肝络胆，向上穿过膈肌。患者寒瘀阻滞肝经，经气不通则会导致睾丸疼痛发作。患者睾丸疼痛因 14 岁时碰撞导致右侧腹股沟处受伤引起，同时患者近期的检查提示有精索静脉曲张，这些都提示患者睾丸疼痛与瘀血有关。

治疗参考少腹逐瘀汤思路，以温痛为法。方中小茴香、干姜、肉桂温下焦之寒，延胡索理气化瘀止痛；王不留行、没药、蒲黄、五灵脂、当归、川芎活血化瘀。其中王不留行善祛肝经浊气。没药善理伤科之瘀，患者睾丸疼痛因 14 岁时碰撞导致，故用之。蒲黄、五灵脂合用又名"失笑散"，善治心腹痛，祛小腹（对应膀胱，女性子宫，男性前列腺位置）瘀血。当归尾、川芎最善入肝经，养肝血理肝气化肝瘀。葛根、乌梢蛇提升阳气。茯苓、赤小豆利水湿。其中茯苓为松树根所化，色白通于肺金之气，生长于树根部位而禀下行之气，因此擅长引肺气下行于肾中，使金能生水而滋养人体左路肾阴，有"天一生水"的气化能力。临床上最适于右脉上越且脉大而盛，同时左尺脉又沉细的患者。

8 月 12 日患者复诊，诉右侧腹股沟及睾丸疼痛基本痊愈。

📖 **评注**

尺脉沉弦而硬多是瘀血的表现。结合患者外伤病史及精索静脉曲张的检查结果，本例病案的辨证相对简单。

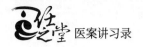

四十二、睾丸痛（湿阻阳郁）

基本情况　陈某，男，32岁，湖南人。

主诉　左侧睾丸隐痛反复三年余。

病史　患者2011年开始出现左侧睾丸隐痛症状，疼痛向腰部牵引，走路时间稍长、劳累和坐车时均会加重。在当地医院诊断为前列腺炎引起的附睾炎。治疗多次，效果不明显。遂于7月5日来诊。

现症　左侧睾丸隐痛，伴有阴囊潮湿。心烦，口干、口苦而多饮，且头汗多。咽喉时有干痛，胃部时有隐痛。大便不畅，稀而黏。小便无力，尿频，尿不尽。入睡难而易醒，多梦，晨起后困倦乏力。

舌象　舌面可见红点，舌苔黄腻泛浊，舌底静脉曲张。

脉象　脉整体偏沉，取之弦，按之实而有力。左脉较右脉有力。

处方

荆芥 8克	防风 8克	藿香 10克	佩兰 10克
丹参 12克	茜草 8克	白芷 8克	独活 6克
槐花 10克	地榆 10克	芦根 10克	白茅根 10克
小蓟 10克	穿破石 60克	珠子参 15克	3剂

分析　此案病机当为湿浊阻滞，阳气郁闭于血分，化生瘀热。

患者双脉偏沉，取之弦，按之实而有力，提示阳气不能宣发，郁而化热；通常而言，左脉主血，右脉主气，患者左脉按之较右脉有力，提示热郁在血分而非气分。舌苔黄腻泛浊提示湿浊阻滞。舌底静脉曲张，是瘀血的表现，与血分郁热有关。湿邪下注，流于足厥阴肝经，郁闭阳气于血分故为本病。足厥阴肝经绕阴器而行，湿热停留，经络不通，故见睾丸隐痛；腰背部为足太阳膀胱经循行之处，膀胱经主寒水，睾丸疼痛向腰部牵引，正说明病证和水湿有关；活动及劳累后阳气消耗，里阳欲宣而不得出，凸显了阳郁不能宣发的矛盾，久坐后湿气聚集，凸显了湿邪困郁阳气的矛盾，因此都会使得睾丸疼痛症状加重；湿浊邪气趋下，其性黏着，故见阴囊潮湿，大便黏而不畅；湿浊困阻，阳气郁闭，一方面郁热唯有向上发越，另一方面阳郁则上焦卫表之气就会不足，因此湿盛阳郁者多上焦卫气虚而郁热盛，故可见头汗多；心烦、口干、咽喉时有干痛等症状均是郁热所致；湿浊阻滞肝胆气机，故见口苦，多梦。患者小便无力，尿频，尿不尽，看起来像是肾阳不足、膀胱气化无力引起，但实际上是因为阳气被郁闭不能疏发导致的假象。这点从患者脉沉取有力，无怕冷腰酸即可做出判断。对这种患者，临床不能随意使用温补肾阳的药物，否则会适得其反，使得阳气的郁闭加重而助长郁热，且无助于阳气的宣发。所以老师在临床上轻易不会使用熟附子之类大热之品，除非有确切的指征。

治疗参考近代温病大家赵绍琴治疗肾炎的用方经验。方中以丹参、茜草、槐花、地榆、小蓟凉血清热，活血化瘀；用藿香、佩兰芳香化浊气；用荆芥、防风、白芷、独活疏风升阳；用白茅根、芦根清热生津，且两者均中空多孔，能通三焦之气，令浊气下行、阳气上发能通行无碍；用穿破石、珠子参，两者均穿透力极强，能穿通经络，善透发郁热。

二诊 7月9日患者复诊，诉服药后睾丸痛稍有好转但不明显，但小便有明显好转，排尿较顺畅。

处方 荆芥 8克　防风 8克　藿香 10克　佩兰 10克
丹参 12克　茜草 8克　白芷 8克　独活 6克
槐花 10克　地榆 10克　芦根 10克　白茅根 10克
小蓟 10克　穿破石 60克　珠子参 15克　橘叶 10克
5剂

分析 患者小便情况好转，是下焦阳气得以宣发、膀胱气化运行的表现，说明了用药思路的正确。血分的瘀滞得以宣通，阳气疏发达于气分，则再加理气药物即可。用橘叶一味，因为它味苦气香，香而能外疏，苦而能内泄。《本草经疏》谓其能散阳明、厥阴经滞气，治疗足厥阴肝经气机阻滞导致的各种疾病均有良效。

5天后，患者复诊，诉服药后睾丸疼痛明显好转。

评注

睾丸疼痛是个相当难治的病证。如果证型是以湿热瘀壅实于血分为主，用赵绍琴肾炎方加减治疗效果不错。关键在于如何准确辨证。从脉诊上来看，血分有热，在脉象上会表现为数；血分有瘀，在脉象上会表现为沉弦硬或者沉涩；下焦有湿热，在脉象上会表现为尺部弦而有力；邪气壅实，在脉象上会表

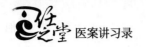

现为硬而实。把这些因素结合起来，那么脉象就会显得沉弦、硬实而有力。再结合望诊和问诊，湿浊壅塞下焦，舌苔就会表现为舌根部黄浊腻而厚，症状上就会有腰身困重、阴部潮湿等；浊气化热入于血分，舌上就能看到红点或者芒刺，手指甲上的月牙就会比较明显，指甲颜色就会泛红，症状上就会有心烦、小便黄等；血脉有瘀，可以看到舌下脉络曲张，指甲颜色可以看到红中带有紫暗。抓住了这些要点，辨证就不会错了。

四十三、白带（脾虚湿陷）

基本情况　胡某，女，42岁，郧县人。

主诉　白带多伴阴部瘙痒反复，加重一周余。

病史　患者平时常在餐馆吃饭，且喜食辣椒、鸡蛋等。平素白带多，阴部时有瘙痒不适。1周前，患者症状加重，到医院检查，诊断为霉菌性阴道炎。患者不愿意吃西药，遂来任之堂就诊。

现症　阴部瘙痒，白带多而臭秽，其状如豆腐渣。常感觉疲乏少气。胃纳差，无饥饿感，胃脘痛，但不胀，饮食稍不慎则腹泻。大便二三日一行，通畅。小便黄而少。平素月经规律，经色偏暗，有血块，经前小腹胀痛。

舌象　舌质淡，舌苔薄白，舌面水滑。

脉象　右手三部脉取之弦，按之脉气缓弱。左寸脉沉，左关脉郁大，左尺脉沉细。

处方

白果仁 15克	白芷 12克	炒白术 20克	苍术 15克
陈皮 8克	党参 30克	炙甘草 8克	白芍 30克
车前子 10克（包）	柴胡 10克	荆芥穗 10克	怀山药 40克
丹参 30克	菖蒲 10克	蜈蚣 2条	鸡矢藤 30克
陈皮 6克	3剂		

分析　此案病机当为肝郁清气不升，脾虚湿气下陷。

右手三部脉取之弦，按之脉气缓弱提示脾虚湿盛兼有脾阴不足；舌质淡，苔薄白，舌面水滑也是水湿重的表现；左寸脉沉，左关脉郁，提示肝郁阳气不升；左寸脉沉同时还提示小肠气不通。肝郁少阳疏发之气不足，脾虚运化水湿无力，导致土气下陷，脾中精气不能运化为精血，反而变为白浊之物，所以就出现白带症状。湿气久聚化毒，故见阴部瘙痒，白带臭秽。脾虚清阳不升，故疲乏少力，容易腹泻。

治疗以《傅青主女科》中的完带汤为主。完带汤由党参、白术、苍术、怀山药、柴胡、白芍、车前子、荆芥穗、陈皮、炙甘草十味药物组成。其中用党参、白术、怀山药、炙甘草大补脾胃之气。用陈皮理脾胃之气。用车前子分泄脾胃水湿从膀胱而去。用柴胡、荆芥穗理气疏肝升阳，佐以白芍柔肝，泄土中木气，使风木之气不闭塞于土中，脾中清气得以上升，湿气得以消除，则白带可愈。

白带和带脉不固有关，带脉与冲任两脉相连。方中加白果，《本草新编》谓其"味甘、少涩，气微寒。入心经，通任、督之脉"。用以固任脉，托带脉。方中，白芷性善开破排浊，《珍珠囊》谓其"能蚀脓。今人用治带下，肠有败脓，淋露不已，腥秽殊甚，遂至脐腹更增冷痛。此盖为败脓血所致，卒无已期，须以此排脓。白芷一两，单叶红蜀葵根二两，芍药根白者，白矾各半两，凡烧枯别研，余为末，同以蜡丸，如梧子大。空肚及饭前米饮下十丸或十五丸。俟脓尽，仍别以他药补之"。临床上，用白芷治疗各种脓疡症的时候，若量过大，常会导致女性白带过多，可见白芷能破带脉之气，能排带脉之浊。因此，白芷和白果两药同用，一破一敛，一攻一补，相得益彰。

因为患者左寸脉沉，因此加石菖蒲、丹参、肠六味之药物，开心窍，通小肠气，导湿气从肠道而去。加蜈蚣者，因其善治女性湿毒阴痒。

约半月后电话随访，患者告诉我们，吃了药以后白带几乎没有了，其他症状也好转很多。

评注

完带汤是治疗肝郁脾虚、湿气下陷导致白带的代表方。临床凡是见白带伴有左关脉郁，右关尺脉濡弱的，一般都可加减应用。

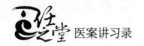

四十四、会阴瘙痒（气血上逆，湿毒下侵）

基本情况　王某，女，27岁，十堰人。

主诉　会阴部瘙痒3天。

病史　患者生活习惯不良，爱吃生冷冰冻食品，爱吃水果和辛辣饮食，常常熬夜上网，脾气暴躁。3天前吃了麻辣火锅后出现阴部瘙痒不适，遂于9月2日前来就诊。

现症　会阴部瘙痒严重，心烦急躁，胃纳差，怕冷，难入睡，二便调。

舌象　舌质淡白，舌边暗瘀，舌苔中后部白腻，舌下静脉曲张。

脉象　双手脉上越。双寸脉弦亢，双关尺部脉弦而偏紧偏实，双尺脉陡降而细弱。

手诊　手指末端发凉，甲色暗淡无华，十指指甲均无月牙。右手小手指指甲可见有凹点。

处方　蛇床子 8克　蜈蚣 2条　　川牛膝 30克　　丹参 30克

车前子 10克（包）　山茱萸 10克　　石菖蒲 10克　　肉桂 5克（后下）

熟附子 10克　熟地黄 30克　　怀山药 40克　　牡丹皮 8克

茯苓 20克　泽泻 10克　　山茱萸 10克　　3剂

分析　此案病机当为气血逆于上焦，寒湿毒气聚于下焦。

双手脉上越，双寸脉弦亢，双尺脉陡降而细弱，提示气血亢盛于上而不足于下；双关尺部脉弦而偏紧偏实，舌苔中后部白腻，结合右手小手指指甲有凹点，提示下焦有寒湿积聚；手指末端发凉，甲色暗淡无华，十指指甲无月牙，为肾虚精血不足的表现。患者平素常吃冰冻生冷之品以及水果，耗伤阳气，化生水湿。经常爱吃辛辣之品，气血就会上亢。水湿之性趋下，加上气机上逆，下焦气血不足，无力温化排出寒湿，以致下焦寒湿毒气日积月累，越来越重。患者发病前吃辛辣食品，加重气血上逆，使得下焦正气不足，寒湿结聚的矛盾终于爆发，引起发病。

方中以济生肾气丸（车前子、肉桂、川牛膝、附子、茯苓、泽泻、牡丹皮、怀山药、熟地黄、山茱萸）为主，降逆泄浊，温补肾精。"诸痛痒疮，皆属于心"，故加丹参、石菖蒲开心窍，通心脉。足厥阴肝经络阴器而行，蜈蚣走行极快，善入肝经，用之使得药力能直达阴部。且其性温，味腥臭而腐，喜欢在潮湿阴暗的地方生活，因此尤其善于化下焦寒湿毒气，而长于治疗下焦、阴部无名肿痛、瘙痒等。用于治疗女性阴部因湿毒而导致的肿痛瘙痒，效果十分好。老师曾经治疗过一名患者，阴道黏膜遍起如白疹一样的颗粒物，瘙痒无比，难以忍受，患者在医院静滴各种药物，用过各种外用药，都没有效果。老师给她用蜈蚣酒（蜈蚣加雄黄浸泡高度白酒）外涂阴道壁。患者反馈说，涂了以后，觉得灼热无比，很是难受，但是第二天，阴道壁上的疹粒就脱落了，阴道也不痒了。方中蛇床子生长在地势低下、阴冷潮湿的地方，它气味芬芳燥烈，能克制阴湿之气，因此它的药力能到达下焦寒湿浊气所藏之处，逐其邪而补其正。《神农本草经》谓其"主妇人阴中肿痛，男子阴痿湿痒，除痹气，利关节，癫痫，恶疮"。也是治疗下焦寒湿的一味良药。

也许有的人会问，这名患者脉上越，双寸脉弦亢，双尺脉细弱，这种情况为什么不用黄连温胆汤呢？

因为黄连温胆汤虽然也是降下逆气的一剂良药，但是它的药力以清热为主，适用于气机亢逆伴有明显热象的情况。该患者舌质淡白而不红，指甲颜色也是暗淡无华，而没有郁红，说明没有明显的热象，这个时候就不能用黄连温胆汤，而应该用济生肾气丸，降下逆气，同时能温补正气。正气补足了，则能收敛气机，一举两得。否则，用清热降逆的方法，虽然逆气一时得降，但是正气耗伤，必然会导致病情反复，得不偿失。

9 月 25 日电话随访，服药后会阴瘙痒症状已痊愈。

评注

有的药物特性比较强，我们要把这些药物牢记在心。俗话说："没有金刚钻，不揽瓷器活。"这蜈蚣和蛇床子就是治疗下焦湿毒导致的阴中肿痛、阳痿、湿痒等疾病的金刚钻。

这个病例，很好地体现了中医临证的法则。首先，通过患者脉象上越，双尺脉不足，则用济生肾气丸，这是针对整体病机。而不懂得脉诊，又辨不清气血上逆这个病机的医生，就会觉得莫名其妙，用济生肾气丸怎么能治疗阴痒？其次，通过"诸痛痒疮，皆属于心"这个医理，而选用丹参、石菖蒲，明白的

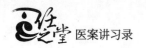

人一看就知道是怎么回事，不明白的就是一头雾水。最后，通过阴部瘙痒症状而用蛇床子、蜈蚣，属于专病用专药。这样，症状、病证、理法兼顾，治疗效果自然好。

四十五、痛经（寒瘀内停）

基本情况　许某，女，25岁，十堰人。

主诉　月经过后小腹冷痛反复5年，经期疼痛发作2天。

病史　患者平素爱吃水果、冰冻食品以及辛辣食物。2009年开始出现月经过后小腹冷痛，但疼痛可忍受，故未就诊治疗。2011年，患者在月经期因穿衣服少而受凉，随即引起疼痛加重，到医院就诊，行B超检查未见异常，予中西药口服无效。便自服田七痛经胶囊，初服尚可缓解，久服则无效。2天前，患者本次月经期提前，且月经期间即出现小腹冷痛发作，遂来就诊。

现症　小腹冷痛，心烦躁。月经量偏少，色偏暗，有血块，经期身无力。胃纳可，胃无不适。大便稀溏，小便正常。

舌象　舌质偏红，舌苔薄黄而少，舌下静脉曲张明显。

脉象　左寸脉弦大有力，脉整体弦大而紧。

手诊　手掌泛红，十个手指指背青筋明显，十个指甲月牙短少，指甲颜色偏暗。

处方

小茴香 3克	干姜 8克	乌药 10克	延胡索 20克
五灵脂 10克	香附 20克	没药 8克	川芎 15克
王不留行 30克	当归尾 15克	蒲黄 10克	赤芍 10克
肉桂 5克 (后下)	3剂		

分析　此案病机当为寒瘀内停。

肝主疏泄。患者寒瘀内停，阻于胞宫，以致经期冲气通行受阻，肝气不能行其疏泄之职，则必然郁极而见脉弦大。所谓不通则痛，大凡痛证，多伴有气机不通，肝气郁滞，因此，痛证多见弦脉，痛得越厉害，脉就越弦硬。十个指甲月牙短少提示下焦阳气不足；手指指背青筋明显提示膀胱经有寒；指甲颜色偏暗，舌下静脉曲张明显，提示瘀血阻滞；寒瘀阻滞，心脉无法推动，必然郁而化热，左寸脉弦大有力，手掌泛红，都是心经郁热的表现。

水果内藏种子，孕育着新生命，其气化性质与女性的子宫非常相似。同气相求，因此，水果药力都善走冲脉，入于女性子宫。而水果水湿偏重，尤其是那些没熟就摘下来，靠药物催熟的水果，受阳光照射不足，寒湿之气更重。所以，多吃水果的女性，子宫寒湿必重。寒性收引，加上每个围月经周期出血停血的反复，就必然会导致瘀血的产生。寒瘀内停，往往是许多女性患者痛经、子宫肌瘤、子宫息肉、卵巢囊肿等的主要原因。

患者既往是以子宫有寒及气血不足为主，月经过后，气血耗伤，温养不足，寒气更重，因此每每经后疼痛。而病情逐渐发展为寒瘀内停以后，经期气血由冲脉下行受阻，不通则痛，就会出现经期疼痛了。

下焦有寒，故见小腹冷痛；肾阳生脾阳，下焦阳气不足，脾阳不温，故见大便稀溏；瘀血内停，故见经色暗，有血块；心脉不通，心经郁热，故见心烦躁。

治疗以少腹逐瘀汤为主。少腹逐瘀汤出自王清任的《医林改错》，由小茴香、干姜、肉桂、延胡索、没药、当归、川芎、赤芍、五灵脂、蒲黄组成。其中小茴香长于温小腹寒，化小腹水，配合干姜、肉桂辛温大热，而能暖子宫；方中当归、川芎、赤芍为四物汤去熟地黄，活血并养血；没药色黑，善入血分，化瘀止痛；延胡索理气活血止痛；五灵脂、蒲黄共用为失笑散，长于治疗瘀血导致的心腹疼痛。诸药同用，是治疗下焦寒瘀的代表方。

方中加乌药行气散寒止痛。加香附、王不留行，用香附将王不留行祛浊之力引入足厥阴肝经及冲脉，泄胞宫浊气。

二诊 8月18日患者复诊，诉服药后第二天早上排出血块及黏白物多，而后小腹不痛了。

评注

经期冲气下行，浊气随之排出。因此，一般来说，经期用药宜通不宜补。方中用少腹逐瘀汤加香附、王不留行，将子宫寒瘀顺经期冲气下行之势，一同排出，寒瘀尽去，疼痛自愈。

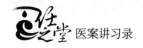

四十六、五心烦热（气血上逆）

基本情况　张某，女，46岁，十堰人。

主诉　五心烦热十余日。

病史　患者平常爱生闷气，月经量素少，冬天手脚发凉。十余日前出现心烦躁，手脚心热。到西医院就诊为"更年期综合征"，患者不愿意吃西药，遂于6月28日来就诊。

现症　五心烦热，胸闷，心慌，口干苦而味淡，且咽喉有热火上冲的感觉。全身乏力，易疲劳，腿软而走路发飘。肩颈僵紧而痛，腰酸胀痛，阴雨天加重。眠差，入睡难而早醒多梦。大便干结，小便黄，伴尿道口灼热感。

舌象　舌体淡胖，舌质红而偏绛，舌根苔黄腻。舌下瘀络明显。

脉象　双脉上越，双寸脉细，左寸脉不畅，双关脉郁而弦，双尺脉陡降。脉整体弦、急数而不柔和，以右脉更明显。

手诊　手掌发热，手背偏凉，手指背面可见青筋。十指月牙大而尖。

处方

黄连 5克	黄芩 10克	枳实 10克	竹茹 30克
法半夏 20克	陈皮 10克	茯苓 20克	炙甘草 10克
生龙骨 20克	生牡蛎 20克	红参片 20克	麦冬 20克
五味子 5克	珠子参 15克	蜈蚣 2条	狗脊 20克

3剂

分析　此案病机当为气逆不降，督脉不畅，阳郁。

患者双脉上越、双尺脉陡降、十指月牙大而尖提示气逆不降，气血盛于上而虚于下；而左寸脉不畅，结合手指背面青筋提示督脉不畅；脉整体急数而不柔和，结合手掌发热、手背偏凉提示阳气郁于阴分，不能向阳分疏发。阳气郁于内则见手脚心热；郁于上焦则见心口烦热，胸闷，口干；郁于中焦，胆火不降则见口苦；郁于下焦则见小便黄，尿道口灼热；阴分郁热随逆气上冲，故咽喉有热火上冲之感；阳郁加之督脉不畅，阳气向督脉输布不足，故见肩颈僵紧而痛，腰酸胀痛；热郁日久，耗气伤津，故见乏力易疲劳、大便干结；气血上逆，上盛下虚，故见腿软走路发飘；气亢逆阳不入阴，故而入睡难而早醒多梦；热郁伤津，热郁甚则火亢，壮火食气，因而气阴两伤，故患者可见舌体淡胖，舌质红而偏绛。

方中以黄连温胆汤（黄连、枳实、竹茹、法半夏、陈皮、茯苓、炙甘草）加黄芩共奏清郁热降逆气之功，适于双手脉亢越明显，且可见舌质红，有明显热象的患者。双尺脉陡降，说明患者肾虚，固摄无力，这种情况就必须用降逆固摄的药物了。方中用龙骨、牡蛎重镇降逆气、敛浮阳，固肾气不令妄动，并能安神助睡眠；用生脉饮益气生津，其中红参性温善补阳气，尚能制约黄连温胆汤及黄芩的寒凉之性，以免伤及正气；用珠子参透发郁热；用蜈蚣、狗脊升督脉阳气，阳气若能顺畅地从督脉升发，则自然不会郁而化热为患。该方整体寒温平调，攻补兼施，降中有升。

二诊 7月2日患者复诊，诉五心烦热减轻，手掌热于手背已减轻，咽喉仍有热火上冲感。身体精力好转，疲劳减轻，出汗比原来增多。小便稍黄，尿道口已无灼热感。肩颈仍僵紧而痛，腰酸胀痛。脉已无急数感，而偏缓。

处方 黄连₅克 黄芩₁₀克 枳实₁₀克 竹茹₃₀克

法半夏₂₀克 陈皮₁₀克 茯苓₂₀克 炙甘草₁₀克

生龙骨₂₀克 生牡蛎₂₀克 红参片₂₀克 麦冬₂₀克

五味子₅克 珠子参₁₅克 蜈蚣₂条 狗脊₂₀克

苍术₁₀克 威灵仙₁₅克 **3 剂**

分析 患者郁热及逆气减轻，故而各种症状均有缓解。脉缓、肩颈仍僵紧而痛、腰酸胀痛提示仍有水湿为患，故加苍术及威灵仙透发水湿，且两药之性均动而不静，而黄连温胆汤及龙骨牡蛎则降下收敛，性静而不动，两者搭配则动静结合，气机循环无郁滞之弊端。

评注

西医所谓的更年期综合征在中医看来，应该是生理因素和病理因素共同导致的疾病。《黄帝内经》云："（女子）七七任脉虚，太冲脉衰少，天癸竭，地道不通，故形坏而无子也。"其中天癸衰竭，月经逐渐减少到停经，向下排出月经的通道自此封闭，这就是女性七七四十九岁以后的生理变化。肾精（天癸）衰少，导致阴涵阳的能力亦减少。肾精少，则肾的固摄力量减弱，就容易产生虚火和逆气。且月经停了以后，体内少了向下排出浊气的一个通路，也会

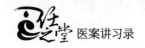

引发或者加重气血的上逆。因此《黄帝内经》还说:"任脉为病,男子内结七疝,女子带下瘕聚。冲脉为病,逆气里急。"但是显然并非每个更年期的女性都会患更年期综合征。即使肾精相对衰少,但是假如平素保养得当,饮食无偏嗜,生活、作息规律符合自然之道,心态平和宽容,少些"贪、嗔、痴、慢",近五十而能知天命,没有气血上逆,没有阳气郁而不能疏发等这些病理因素的存在,就不会有所谓更年期综合征的发生。就像常言所说:莫道桑榆晚,为霞尚满天。只要人格修养好,心态好,虽然年过七七四十九岁,仍然可以拥有健康美好的精彩生活。

四十七、痤疮(水热上犯)

基本情况　陈某,女,27岁,湖北十堰人。

主诉　脸上长痤疮反复一年余,再发一天。

病史　患者思虑较多,平素月经常推迟,且经量偏少。经常熬夜玩电脑,喜欢吃海鲜及水果。2013年开始脸上长青春痘,色红粒小,有脓点,偶有痛痒,压力大及疲劳时加重。曾多次以清热解毒药及祛风解表药治疗,效果不明显。6月20日,患者感冒,同时脸上青春痘复发,遂来任之堂就诊。

现症　满脸均见痤疮,痘小而红,如刺样,根部散有白色脓点。其人精神疲倦,伴低热,头痛,流清涕,但不恶寒,无汗出。平时腰部酸重疼痛,躺下尤为明显,且睡眠较差,眠浅易醒而多梦。

舌象　舌体瘦,舌质淡白,舌边有红点,中后部微黄腻。

脉象　右脉上越,右寸脉亢,双关脉郁,按之濡。

处方

柴胡 10克	黄芩 15克	桂枝 12克	炙甘草 12克
干姜 8克	天花粉 10克	生牡蛎 20克	桑叶 15克
丹参 30克	菖蒲 10克	生乳香 6克	生没药 6克
白芷 10克	香附 15克	鬼针草 20克	3剂

分析　此案病机当为少阳郁热,三焦有湿,水热邪气上犯。

患者右脉上越提示肺胃气逆不降；右寸脉亢提示肺经有风热；左关脉郁、舌边有红点，结合患者外感病史提示邪入少阳，少阳郁热；右关脉郁而濡、舌质淡白，提示脾虚三焦有水湿邪气。患者平素爱吃海鲜及水果，伤脾生湿。本次感受外邪，邪气随着患者肝郁脾虚有湿的体质而入侵肝脾两经，邪气郁在少阳经，肝气受抑则郁而化热。邪入足太阴脾经，脾失运化则水湿内生，郁热及水湿被表邪引动上逆，发于面部而为病。《黄帝内经》有讲："汗出见湿，乃生痤痱。高粱之变，足生大疔。受如持虚。劳汗当风，寒薄为皶，郁乃痤。"指出风寒湿热侵于皮肤之间，导致气血郁滞于皮肤表层，局部不畅，则会化生热毒而发为痤疮。而高粱所变之热毒，则逆于肉理而多生大疔。患者脸上痤疮小而红、如刺样、根部散有白色脓点的特点，正是风热湿邪郁闭气血的表现。湿气困郁阳气，故其人疲倦、低热；风邪未解，故头痛、流清涕；素有湿盛，困于腰背，故平时腰酸重疼痛，躺下时明显是湿气流聚腰部导致；肝胆郁，胆气不降，故眠浅易醒且多梦。

方中以柴胡桂枝干姜汤为主方。柴胡桂枝干姜汤由柴胡、黄芩、桂枝、炙甘草、干姜、天花粉、牡蛎七味药物组成。该方出自《伤寒论·辨太阳病脉证并治》，其曰："伤寒五六日，已发汗而复下之，胸胁满，微结，小便不利，渴而不呕，但头汗出，往来寒热，心烦者，此为未解也，柴胡桂枝干姜汤主之。"是治疗外感邪气传入少阳兼有脾虚水湿不运的代表方。伤寒名家刘渡舟扩展应用于各种慢性肝炎，见右胁放射性疼痛或者右臂及手指麻木，下午腹胀，脉弦而缓者。临床上，无论是外感未尽或是慢性肝炎已久，但凡脉象以右关濡弱、左关弦为主要矛盾者，用之确有良效。方中柴胡、黄芩清少阳郁热，祛少阳邪气。桂枝、干姜温太阴脾经而化水湿。牡蛎收敛水湿，陈苏生谓其质重下行，能泄肝经邪气，与柴胡一升一降，相得益彰。天花粉生津止渴，并能制约桂枝、干姜温燥之性。甘草和中，培土治水。加桑叶清肺表之热；"诸痛痒疮，皆属于心"，故加丹参、石菖蒲开心窍，通心脉；加白芷穿透排脓；加乳香、没药活血化瘀，消肿生新；加香附疏理肝气；肺与大肠相表里，与膀胱相别通，加鬼针草清肠道及膀胱之浊，而能泄肺中浊气。

二诊　6月29日患者复诊，诉脸上痤疮减轻，正慢慢消退。感冒已好，睡眠亦有好转。右寸脉仍浮而偏亢，双关脉郁减轻。

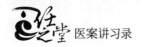
处方 连翘_{15克}　　金银花_{10克}　　荆芥_{8克}　　牛蒡子_{8克}

淡豆豉_{30克}　　淡竹叶_{10克}　　生甘草_{6克}　　薄荷_{6克（后下）}

桔梗_{10克}　　芦根_{10克}　　黄芪_{30克}　　知母_{10克}

苍术_{8克}　　3剂

分析　脉象提示患者少阳郁热及三焦水湿减轻。右寸脉浮芤提示肺表留有风热之邪。故予银翘散（连翘、金银花、荆芥、牛蒡子、淡豆豉、淡竹叶、薄荷、甘草、桔梗）清肺卫风热。加苍术除湿。加黄芪、知母者，张锡纯谓其有阳升阴应、云行雨施之妙，能退肺经烦热，并大补肺气，使得肺气行其肃降之令，化肺中烦热为雨水，以益肾水之源。

7月5日电话随访，痤疮基本已消失，脸上皮肤也变得比以前更光滑了。

评注

痤疮俗称"青春痘"，常见于年轻患者，一般到30岁以后就较少发作了。为什么会有这个特点呢？西医将其原因归于"内分泌"因素的影响。而从中医的角度来看，年轻人的生长特点是阳气整体处于上升外发的过程中，生机旺盛，心肺阳气充盛，因此能将体内浊邪外发，浊气发于头面皮肤，就会长出痤疮。过了青春期后，生长的趋势开始减弱，阳气整体转而以敛降为主，因此面部痤疮也就少发作了。但这并非是好事，因为浊邪不能向上外发，必将会流注他处，内留为患。

痤疮发于面部，而中医认为"心者，其华在面""肺主皮毛"，因此痤疮与心肺关系较大。另一方面，"肺与大肠相为表里""心与小肠相为表里"，因此，面部痤疮的治疗思路不离心肺与肠道。只要抓住了这个要点，痤疮就不难治疗了。

但是，我们在治疗痤疮的时候，心里要明白，痤疮是机体排出浊邪的一种行为。因此，治疗虽然以泄浊为主，但是也要顾及正气，用药不能过于苦寒。尤其对于那些痤疮下陷，疮色暗淡，面色不华，寸尺脉不足的患者，治疗要兼顾补益正气。否则，苦寒伤了正气，机体就失去了排浊的动力，痤疮虽然一时减轻了，浊气却潜伏了下来，这就得不偿失了。

四十八、脱发（脾虚肠积）

基本情况 李某，女，6 岁，十堰人。

主诉 头发黄细易脱 2 个月。

病史 患者平素爱吃零食以及冰冻食品饮料。2 个月前开始头发变得黄且细，成片脱落，洗头时掉头发特别多。于当地医院就诊，诊断为"斑秃"，予药物外洗及口服（具体不详），病情无好转。1 个月前患者来任之堂就诊，予健脾化积养血中药口服后，新的头发长出来了，而且洗头时也不再掉头发。但患者因上学原因未能复诊，且不改爱吃零食和冰冻食品饮料的习惯，半个月前患者再次出现脱发症状，遂来复诊。

现症 头发黄且细，较稀疏，洗头掉发多，肤色较黄，偏暗，胃纳可，大便干燥，两日一行，睡眠好，小便偏黄。

舌象 舌淡苔白而厚。

脉象 右寸脉偏浮滑，双关脉郁，右侧关尺部脉郁滞，可以摸到小结点。脉整体细而软。

处方
党参 15克　　炒白术 10克　　干姜 6克　　茯苓 10克
黄芪 15克　　当归 10克　　茵陈 10克　　鸡矢藤 30克
珠子参 8克　　3 剂

分析 此案病机当为脾虚肠积，脾不生血。

患者素爱吃零食和冰冻食品，易损伤脾胃，垃圾食品吃得越多，脾胃负担越重，以致脾胃不能行其运化之职，中焦不能运转，故见双关脉郁；脉右侧关尺部位主肠道，患者右侧关尺脉郁滞，提示肠道不通，有积聚；右关尺部位可以摸到小结点，说明肠道郁滞严重；中焦不转，肺胃浊气不降，化为痰浊，故患者右寸脉浮滑，提示肺部有痰浊；脉整体细，说明脾虚阴血生化不足；脉软，结合右关脉郁，舌淡苔白厚，说明脾胃虚寒。发为血之余，脾虚肠积日久，不能生血，导致头发失于濡养，因此头发偏黄且细；血少肠失濡润则大便干燥；肺主皮毛，肺表是头发生长的地方，患者胃肠积聚，上焦浊阴不能降下，停留在头部皮肤下化为痰浊，就像是土壤里堆满了垃圾一样，头发自然不能生长。

方中用四君子汤（茯苓、白术、党参、炙甘草）去炙甘草，健脾化湿，因为患者脾胃积聚较重，而炙甘草偏于壅滞，所以去掉不用；加干姜温中祛寒；

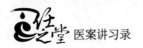

加黄芪、当归养血；中焦不转，肝气必郁，故加茵陈疏肝利胆，调畅气机；用鸡矢藤加珠子参专化严重及顽固的胃肠积聚，老师凡是见小孩肠道有积聚，脉象右关尺处可以摸到小结点的，都会使用这两味药物。

8月2日随访诉掉发减轻。

评注

　　这是一个相对简单的病案，但有很好的警示作用。为什么斑秃和脱发会发生在本应该生机勃勃的孩子身上呢？首先，家长放任孩子吃垃圾食品是主要原因。要知道现在的包装食品大都含有防腐剂、矫味剂、甜味素和调色剂等各种添加成分，这些成分人体很难排出，容易积聚在胃肠而产生积滞，进而影响正常食物中营养的吸收，导致孩子营养不良、体质差。另外，许多家长都错误地理解了"养"的含义，以为给的营养越多越高级，孩子就长得越好。殊不知过度的营养反而会对孩子身体造成伤害，就像花儿一样，过度浇水也会枯萎。有相当一部分家长，家庭条件很好，给孩子吃的都是高档的食品，但是孩子却长得面黄肌瘦，像个小麦芽一样。相反，农村里一些粗养的孩子，却长得白胖而结实。所以，过犹不及，故《黄帝内经》有云"阴之所生，本在五味，阴之五宫，伤在五味"，就是这个道理。

四十九、尿浊无力（脾虚湿困）

基本情况　李某，男，30岁，武汉人。

主诉　尿无力小便浊3年，汗出身黏糊感2年。

病史　患者因工作原因应酬多，常出入娱乐场所，饮酒多，饮食偏于大鱼大肉，且性生活无节制。2006年患者因胆囊炎行胆囊切除术，术后身体明显变差，开始出现便溏，大便一日两次，夏天容易出汗。但患者未予重视。2009年开始出现夜尿频，每晚小便3次，尿液浑浊，伴尿无力及涩痛。于当地医院诊断为前列腺炎，予前列通、三金片等口服后涩痛症状消失，其他症状无好转。2011 年开始，患者出现汗多症状，出汗后全身自觉黏糊感，伴口黏及身体困重感。患者遂改变生活习惯，不再喝酒，坚持素食，节制性生活，并来任之堂就诊。

现症 出汗多，夏天尤其是雨天前天气闷热时严重，以上身尤其脸部出汗最明显，出汗后觉全身黏糊感不适，伴口黏，身体困重感。春季秋季冬季出汗减少，但出汗少则口黏及身体困重感加重。无口干，平素喝水少，无口苦，胃纳佳，但一吃凉的食物马上就会腹泻，平素大便溏，不黏。睡眠差，不易入眠，梦多。小便浑浊如酱，尿无力，无涩痛，白天无尿频，夜晚则需小便 3 次左右。会阴部时有隐痛不适，阴囊及腹股沟潮湿，上半身出汗时则会阴部潮湿减轻，上半身出汗减少时则会阴部潮湿加重。

舌象 齿痕舌，苔薄白。

脉象 右寸脉沉细，右关脉濡弱，右尺脉沉细。左寸脉沉细，左关脉郁滑有力，左尺脉沉细。脉整体弱而无力。

处方

萆薢 20克	乌药 10克	小茴香 8克	柴胡 8克
黄芩 15克	穿破石 40克	枳壳 10克	薄荷 6克（后下）
桔梗 10克	木香 10克	生甘草 8克	党参 30克

3 剂

分析 此案病机当为水湿停滞三焦水道，沉于中下两焦。正气不足，清阳不升，浊阴不降。其中脾虚不能运化中焦，肾虚不能温化固摄下焦。肝气不能升发，郁而化火。

患者因为不良的生活饮食习惯，对脾胃肝胆早已造成损伤，切除胆囊后，没有胆汁，肝木助脾土运化力量减弱，脾胃功能减退，出现便溏症状。肝气升发与胆气下降原本相互辅助，胆囊切除后，肝气升发随之减弱，因此易郁而化火。肝郁不能疏土则土更虚，日久则水湿不化，注于下焦，加之患者原来性生活无制约，肾阳受损，下焦温化固摄无权，因而出现尿浑浊无力等各种"前列腺炎"症状。而患者饮食生活习惯改变后，肠道负担减轻，肠道湿气也随之减少，患者便溏而大便不黏即是明证。能汗出则身黏糊感不适，是湿气随汗而排出，汗出少则口黏身困重加重，这些正说明湿气主要集中在三焦水道而非肠道。

上身汗出则阴部潮湿减轻，汗出少则阴部潮湿加重，说明下焦阳弱温化不足，尿出浑浊如酱也是温化固摄无力所致。综合以上分析可知，本病的治疗重点是要温化蒸腾，在三焦水道制造出一个夏天的环境，使得三焦水湿能温化升发随汗外解。因此方中用萆薢、乌药、小茴香取萆薢分清饮之意以温化下焦，使下焦水湿气化向上蒸腾，其中萆薢性温，味淡，能直趋膀胱，温补下焦气化，兼能涩精秘气，为温煦固摄下焦要药；用柴胡、黄芩、穿破石清肝，疏肝气活肝血，从而令气机畅达，肝气能上升；用桔梗、枳壳、木香以运转中焦，开通上焦；用党参补脾益气；用薄荷疏肝透热。这样一来，使得清阳升腾，浊阴下驱，升降有序，郁热透达。

二诊　患者3天后复诊，诉仍有汗多，口黏，但已无身体困重感，小便浑浊明显好转，无酱样，但有泡沫，尿无力减轻，夜晚小便2次，会阴部时有隐痛感，大便溏，吃冷则泻，睡眠好转，偶有做梦。

脉象上整体双关偏郁，弱而无力，左关明显变得柔和，双尺均显得沉细微涩。

处方	萆薢 15克	乌药 10克	小茴香 12克	黄芪 20克
	枳壳 10克	桔梗 10克	木香 10克	炒白术 25克
	芡实 15克	金樱子 15克	制首乌 30克	羌活 5克（后下）
	全蝎 4克	10剂		

分析　患者无身体困重感说明湿气减轻，治疗上则侧重于补益肾气，固摄肾精。左关脉变得柔和，故去柴胡、黄芩及穿破石；患者小便仍有泡沫，结合双尺脉均沉细微涩考虑为肾虚不固，加制首乌补益肾精，加芡实、金樱子固摄肾气；白术健脾化湿，不但能运化肠道水湿，更能将体表及三焦的水湿之气运化为津液而被重新利用；用少量羌活升阳除湿，取风能胜湿之意，以其取代薄荷者，因其不但能走肺之表，更能走胃肠之表（喻嘉言谓肠道即为里之表），与白术引水湿从肠道而去相切合；以黄芪益肺气，配合白术则能补中；既有黄芪白术，则去党参；患者阴部隐痛考虑为湿聚化毒，阻碍经络所致，予全蝎攻毒通络止痛。

评注

　　见汗多而不固表敛汗，这是因为老师以独到的眼光，看到汗出对身体有利的一面，因此不但不能固表敛汗，还要适当助汗出以开鬼门，促邪外出。反观现在许多人，夏天贪凉喜冷，恣食瓜果，整日吹空调，不但不能顺应夏季阳气充盈外发的天时以将身体寒湿浊气外排，反而导致了更多的寒湿沉积在体内。寒湿积聚越多则阳越浮，人越躁动不安，就越贪凉，从而形成了恶性循环。这说明这些人不了解自己的身体，不懂得和自然和谐相处啊！

　　8月8日随访，诉服药8剂，诉各症基本如前无改善。嘱其复诊。

　　思考　二诊处方疗效不佳，为何？一则，可能是患者脾胃虚弱，只用白术，不用党参，脾胃力量不足以运化水湿；二则，患者汗出后身体症状可减轻，这提示治疗应该侧重于宣发肺气，令表气开。足太阳膀胱经经气通畅运行，水湿运转，膀胱中水湿重的压力减轻，则湿气重和尿频都能缓解。该患者水湿邪气还没有尽除，这时候用金樱子收敛肾气，不利于化湿。因此，二诊处方效果就没有那么理想。

五十、遗精频繁（湿阻阳郁）

　　基本情况　刘某，男，29岁，湖南人。

　　主诉　遗精频繁、腰酸不适2个月。

　　病史　患者为退伍军人，平素喜好水果及冰冻饮食，退伍后在办公室工作，常常久坐不动，爱看电视，平时运动很少。2013年5月底因"头晕头涨反复2年"来任之堂就诊，辨为湿阻阳郁，予通阳化湿，疏肝泻火为法治疗，头晕涨明显好转。6月中旬，患者因头晕及遗精于当地中医院就诊，予桂枝汤加煅龙骨、煅牡蛎、酸枣仁为方治疗。服药后，遗精症状反而加重，最频时10天内5次遗精，后即出现腰酸不适，遂于8月3日来任之堂就诊。

　　现症　腰酸，乏力，易疲倦，脖子僵硬，时有胃胀不适，无打嗝反酸，无口干苦，胃纳佳，大便一日一行，受凉则容易腹泻，小便黄，睡眠差。

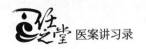

舌象 舌体胖大，舌尖红，边有齿痕，舌质偏暗。

脉象 左寸脉浮取不得，沉取细弱，左关脉郁滑，右侧关尺之间郁滞，双侧尺脉偏沉偏大。脉势整体下陷。

处方

火麻仁 20克	猪甲 10克	艾叶 5克	苦参 5克
红藤 20克	鸡矢藤 30克	穿破石 40克	葛根 20克
姜黄 10克	小伸筋草 15克	泽泻 20克	柴胡 10克
黄芩 15克	丹参 30克	石菖蒲 10克	红参片 20克
银杏叶 40克	5剂		

分析 此案病机当为心气不足，小肠有积聚。肝经有郁火。下焦湿浊，清阳不升。

老师认为右侧关尺之间主肠道。左寸脉浮取不得，沉取细弱，结合右关尺脉郁滞，说明心气不足，小肠有积聚；左关脉郁滑，舌边有齿痕，提示肝气郁滞化火；脉势整体下陷，双侧尺脉偏大偏沉，舌体胖大，反映下焦湿重，上焦清阳不足。湿重清阳不升故见疲倦乏力；湿阻阳郁，上焦心肺阳气不足，水湿之气循足太阳膀胱经上犯，故见脖子僵硬，亦常容易头晕；小肠不畅，心阳不能宣达暖胃，脾胃阳虚，故见时有胃胀，受凉容易腹泻；心阳不宣，则郁而化热，故见舌尖红。小便黄，睡眠差均为心经郁火所致。湿困阳郁，阳气不升，也会郁而化热。膀胱和心经都有郁热，热扰于肾，故遗精频。腰酸则只是因为频频遗精，导致肾精一时的亏虚所致。

由以上分析可知，患者心经与小肠经、肝经、膀胱经都是一片郁滞不通之象，因此在治疗思路上，宜采用"通因通用"的方法，令浊泄则阳气能宣发，不会化生郁热，遗精症状就能得到控制，腰酸自然能好转。

故方中用肠六味（火麻仁、猪甲、艾叶、苦参、红藤、鸡矢藤）通小肠，除积聚。小肠之气通则心阳畅达，心神得安，自不下扰于肾而遗精可止。其中艾叶配苦参还能泄湿浊，升清阳；用泽泻泄浊水以助阳运；用柴胡、黄芩、穿破石清肝火；用葛根、姜黄、小伸筋草升阳祛风湿，疏经络以治颈僵；用丹参、石菖蒲开心窍，通血脉；用红参、银杏叶补心，推动阳气运行，浊气排出。

一周后电话随访，诉腰酸消失，无遗精现象，脖子仍有少许不适，偶有头困重感。嘱多运动，复诊继续吃药。

评注

　　患者在当地治疗遗精时，处方以酸枣仁安心神，桂枝汤温阳补虚，煅龙骨、煅牡蛎敛精固摄，这是一个治疗遗精很好的思路，但是为什么反而会导致遗精加重呢？

　　这是因为患者遗精非因虚损，而是因为阳气郁闭所致。吃得多浊气就重，动得少阳气就宣发不足，现在很多人都有这种毛病。因此，阳郁在临床上是非常多见的。煅龙骨和煅牡蛎强大的收涩力量，用在这个患者身上，反而使得浊气更重，阳气更郁，因而患者遗精症状加重了。实际上，年轻人遗精频繁，很多都是因为阳郁导致的，像这种阳郁证的患者，在吃药的同时，平时不能宅在家里，最好的方法就是下地去劳动，出一身臭汗，浊气湿气都能排出，阳气也能宣发，一举两得，效果比吃药还好。同时早上不能赖床，否则阳气不能顺应朝阳之气而升发，就会下扰于肾，也会导致遗精发作。

五十一、水肿（心阳不振）

基本情况　张某，男，48岁，河南人。

主诉　双下肢水肿半年余。

病史　2013年10月患者开始出现双侧下肢肿胀，按之凹陷，以下午和晚上明显，活动后加重，休息后可减轻。伴双腿沉重感不适。晨起眼睑及脸部肿胀，下午逐渐减轻至消失。曾在当地医院行心电图、尿常规等检查未见异常，予百令胶囊等口服，症状未见好转。遂于2014年6月4日来任之堂就诊。

现症　双下肢肿胀，按之凹陷。胃纳可，胃无不适，大便偏稀，小便少，夜尿频，睡眠尚可。既往有糖尿病病史。

舌象　舌淡，苔腻而燥。

脉象　双侧脉下陷。双寸脉沉，左寸沉迟软。

处方

黄芪 40克	益母草 20克	川芎 15克	红参片 20克
银杏叶 20克	红景天 20克	火麻仁 25克	苍术 10克
玄参 20克	3剂		

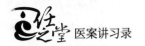

分析 此案病机当为心阳不振。

双寸脉沉，双侧脉下陷，提示上焦阳气不足，下焦阴寒之气偏盛；左寸脉沉迟软提示心阳不振。《黄帝内经》云："阳气者，若天与日。"心阳就像太阳一样普照大地，若阳光不足，则天寒地冻，水气凝结不能蒸化。在人体而言，若心阳不振，则足太阳膀胱经寒而不温，膀胱水气不化，则外溢而发为水肿。上午水气随少阳之气向上升发，故晨起眼睑及脸部肿胀。下午水气随肺金肃降之气下行，故下午眼睑及脸部肿胀消失而腿部肿胀加重。这种肿胀随着气机运行规律变化而变化的特点，正说明阳气不足是导致肿胀的主要原因。夜晚阴气盛而阳气衰，患者心阳不足的矛盾更加凸显，故而腿肿夜晚也加重。小便少，夜尿多也是阳虚水气不化的表现。脾阳不足，水湿不运，故而见苔腻。同时脾阳虚不能升发输布津液，故而见苔燥。因此，临床上但凡见舌苔腻但不润而燥者，提示脾虚土陷，多见于糖尿病患者。

方中以红参、银杏叶、红景天温心阳，补心气，益火之源，以消阴翳。以火麻仁通润小肠，小肠通则心阳得以宣发。以黄芪、益母草、川芎益气升阳，泄水消肿。其中益母草味辛，微苦，微寒。功能消水行血，祛瘀生新。配以黄芪补气升阳化湿，则消水力强，配以川芎升清阳。三药同用则浊气下行而清气上升，气血升降循环流动。苍术透湿达表，玄参润燥养阴，两者一燥一润，相配互相制衡，是施今墨用于治疗糖尿病的药对。老师则但凡见舌苔腻燥相合的患者就会使用，在病机上也十分合拍。

6月7日患者复诊，双下肢水肿明显消退。

评注

《金匮要略·水气病脉证并治》云："诸有水者，腰以下肿，当利小便；腰以上肿，当发汗乃愈。"本例患者既以下肢水肿为主，又有小便不利，为何不采用利小便的方法呢？

方中益母草其实也有泄湿利小便的作用，但纵观全方，还是以温补心阳为主。这是因为本案患者脉下陷且软而迟，病机以正虚心肺阳气不足为主要矛盾。水肿其实是因为人体阳气不足，不得不把无法负担的水液排出循环系统，以减轻心肺负担，是身体的一种自救行为。这排出的水液其实对人体是有用的，当阳气补足以后，这排出的水液就会进入循环而被利用起来，水肿也会随之消失。而《金匮要略》条目中所表达的是外邪以及浊邪偏盛的情况，这些邪气在体内壅塞无有出路而发为水肿。故当邪偏于表偏于上时，可用汗法导之从表出，当邪偏于里偏于下时，可利小便引之从下走。因此条目中还有"病水腹大，小便不利，其脉沉绝者有水，可下之"。也有"脉浮而洪，浮则为风，洪则为气……风气相击，身体洪肿，汗出乃愈"。所以本病例不用茯苓、泽泻、车前子等淡渗之品来泄下水气，否则虽然水气一时减除，但心肺阳气亦随之下泄，必然会导致病情反弹并加重。也不可以用麻黄、防风、升麻等风药来升阳发表除湿，因为患者阳气不足，风药能耗伤阳气，且能将下焦寒水带到上焦，则更伤心阳。用温阳的方法，水得阳化，自然消退而化为人体津液。就像打仗一样，用精神上的感召，使得敌人弃暗投明，则彼消自长，一举两得。

五十二、眩晕（阳虚水逆）

基本情况　徐某，男，43岁，湖北武当山人。

主诉　眩晕反复1个月。

病史　患者2月中旬曾感冒，后出现左耳鸣、左耳阻塞感不适。到当地医院静滴美洛西林及左氧氟沙星3天，耳鸣及耳阻塞感好转。但次日早上，患者开始出现头晕症状，觉头部旋转感不适，头部沉重，走路轻飘，无恶心呕吐，无心悸汗出。症状逐日加重，以致双腿无力，走路左右摇晃。到医院就诊，诊为梅尼埃病，予营养神经及扩张血管药物静滴，效果不明显。患者遂于2014年3月10日来任之堂就诊。

现症　恶风，后背紧，无汗，头晕旋转感，无头痛，意识清楚，无恶心呕吐，无心悸，双腿无力，走路摇晃，头晕症状早上轻，下午加重，活动则明显。胃纳可，二便调，睡眠好。

舌象　舌淡苔白。

脉象　右寸脉浮偏紧，右寸关脉上越。左寸脉弱下陷。

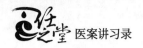

处方 葛根 25克　　生麻黄 10克　　桂枝 15克　　白芍 15克

　　　　生姜 15克　　大枣 5枚　　　炙甘草 10克　　川芎 10克

　　　　红参片 15克　　生牡蛎 20克　　银杏叶 15克　　艾叶 5克

　　　　苦参 5克　　　火麻仁 20克　　鸡矢藤 30克　　红藤 20克

　　　　猪甲 5克　　　3剂

分析 此案病机当为风寒侵表，寒水内停。心阳受损，寒水上逆，兼有小肠脉不畅。

右寸脉浮偏紧，右寸关脉上越，提示肺表风寒未解，上焦水气不降。左寸脉弱且下陷，提示心阳不足，兼小肠脉不畅。足太阳膀胱经与足少阴肾经相表里，其气相通。患者初起风寒犯于足太阳膀胱经，膀胱气机不通，足少阴肾经也会受到影响，而肾开窍于耳，因此很多人感冒后都会出现耳鸣耳阻塞感。静滴抗生素后外邪虽减却不能尽除，且多种抗生素联用严重损伤脾胃及机体阳气。风寒残留，肺表不畅，水气不能从体表外发转而内停。心、胃阳气损伤，导致内停之寒水不能由胃气下降而上逆。肾水本应潜伏于下焦，由阳气蒸化方得上行。今寒水独行于上，则犹如地覆于天，天地翻转，人体因而失去平衡而眩晕发作，腿无力，走路摇晃。下午阳气渐衰，活动后阳气消耗，故而均可引起症状加重。

方中以葛根汤解表寒，散水气。葛根汤由葛根、麻黄、桂枝、白芍、生姜、大枣、炙甘草七味药物组成。出自《伤寒论·辨太阳病脉证并治》，其曰："太阳病，项背强几几，无汗，恶风，葛根汤主之。"患者感冒后，无汗、恶风、后背紧，符合葛根汤症状。从脉象上来说，右寸脉浮紧，左寸脉不足，说明风寒未解，侵袭膀胱经，导致阳气不升。所以，临床上凡是见到这种脉象的，都可以考虑用葛根汤加减治疗。

因为患者心经阳气不足，因此方中加红参、银杏叶与桂枝同用温心阳，益火之源以消阴翳，三者与肠六味（艾叶、苦参、红藤、鸡矢藤、火麻仁、猪甲）同用，"心肠同治"，使得阳气畅达，推动寒水之气外宣内泄。方中用川芎配合葛根提升清气，用牡蛎收敛水气。

心与小肠相表里，心阳必须下行达于小肠，下焦才能温暖，阳气才能畅达表里发挥温煦作用。小肠通则阳气能够下行无阻，犹如阳光能够普照大地。否则，温阳但阳气不能畅达，不但疗效不佳，还有可能会导致阳气郁闭化热为患。扩展开来看，我们临床上补肺气时则须兼顾大肠，补肝血时须兼顾胆腑，补脾时要照顾胃，补肾不能忘却膀胱。比如我们在临床上若见久治不愈的腿凉怕冷等症，虽经用各种温阳大热药却疗效不佳时，就要考虑是否存在小肠不畅的情况。而对于心经寒浊邪气严重的患者，即使不存在小肠不畅的情况，也可配合应用肠六味导心经浊邪从小肠而去，能迅速有效地减轻心脏负担，促进心阳恢复。因此老师常常告诉我们要"温心阳勿忘通小肠""治脏勿忘治腑"。

3月13日患者复诊，诉头晕缓解。二诊处方在原方基础上加天麻20克祛头部风痰。

3月19日电话随访，患者诉头晕好转明显，基本不晕了。

评注

抗生素从中医角度看，性属寒凉，杀灭病菌力量很强，但同时也会严重地耗伤机体阳气正气，是一把双刃剑。正气不足的患者使用抗生素，往往病邪未除反伤正气，病情反而加重，甚至又生他病。因此，西医制定了严格的抗生素使用标准，西方发达国家医生不到万不得已不会使用抗生素。但在我们国家，盲目使用、联用、长期使用高档抗生素等现象却普遍存在，甚至对婴儿、儿童也动辄使用抗生素。由于使用抗生素导致体质低下，变生各种西医束手无策的疑难杂症，才来看中医的患者天天都可以看到。就如本病例患者，眩晕发病虽然和本身体质有关，但主要还是因为使用抗生素损伤阳气导致。假如患者开始感冒时就以中医正确的辨证方法治疗的话，必然起效迅速，疗效确切，且费用低，又不会有副作用。中医存在了几千年，其理论体系比只见血肉不见气化的西医更先进，且只有中国人才能掌握其精髓，外国人想学都难，是中华民族独有的传世瑰宝。将其发扬光大，造福人类，就是我们的责任啊！

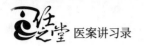

五十三、声嘶（水瘀内停）

基本情况　冉某，男，23 岁，湖北十堰人。

主诉　声音嘶哑反复 7 年。

病史　患者平素怕冷，冬天手容易生冻疮。2007 年因大声叫喊出现声音嘶哑，说话费力。患者于当地就诊，予抗生素以及清热解毒类中成药口服，症状可缓解，但停药后或者说话多时症状就会出现反弹。后患者间断治疗，症状持续存在。2013 年在当地医院行纤维喉镜检查示双侧声带充血肿胀。2014 年 2 月 9 日来任之堂就诊。

现症　怕冷，声音嘶哑，说话费力，说话多则喉咙疼痛不适，口干多饮，无痰，胃纳可，二便调，睡眠可。

舌象　舌淡白，舌根黄腻，舌中可见裂纹。

脉象　右寸脉浮越，时有不畅，左寸脉偏沉，双寸脉细。双关尺脉弦长。

处方

蝉蜕 15克	生麻黄 10克	桂枝 10克	杏仁 15克
生甘草 10克	丹参 40克	石菖蒲 12克	葛根 20克
枳壳 12克	桔梗 12克	木香 15克	赤芍 15克
黄芪 40克	艾叶 5克	苦参 5克	火麻仁 20克
鸡矢藤 30克	红藤 20克	猪甲 5克	3 剂

分析　此案病机当为肺络受损，致水气内停兼气滞血瘀。

右寸脉浮越提示邪在肺表，肺表水气停而不降；右寸脉时有不畅提示上焦存在气滞血瘀；左寸脉偏沉提示小肠不畅；双尺脉弦长提示肾虚寒水不化；舌中见裂纹提示胃阴不足。本病起于患者用声过度导致声带黏膜损伤，其实就像跌打损伤一样，实质就是声带黏膜和黏膜下血脉经络的损伤，形成血瘀，瘀血阻滞，经络不通，血和津就会外溢，导致声带红肿而发病。清代医家喻嘉言曾说："皮肤为外之表，胃肠通道表面则为里之表。"同样，声带黏膜一样也为里之表，因此结合患者右寸脉浮越，治疗上也相应从上焦从肺表入手。患者急性发病后使用了抗生素和清热解毒类中成药，虽然能一时抑制炎症反应而减轻症状，但由于苦寒药物性质收引凝滞，却反而加重了血脉经络的瘀滞，因此停药后症状会反弹，病情长久不愈。患者肾虚寒水不化，故而平素怕冷，冬天手容易生疮；肺经脉络郁滞，影响气血输布，故而说话费力；说话越多，则气血瘀阻越严重，以致气血壅滞不通，不通则痛，故而说话多则咽喉疼痛不适。

方中以麻黄汤（麻黄、桂枝、杏仁、炙甘草）加蝉蜕宣降肺气，利水消肿；桔梗、枳壳、木香宽胸理气，并助肺气下降；丹参、石菖蒲、赤芍开心窍，通血脉；肠六味通肠，并助心脉畅行，水浊外泄；葛根升清气；黄芪益气，并助化水。

二诊　2月13日患者复诊，诉说话轻松些了，口干减轻，但仍声嘶，说话费力。

处方　一诊处方去葛根加芦根20克，威灵仙10克。

分析　患者水浊外泄，声带水肿得以减轻，因此说话觉得轻松。浊水去，清气升，故而口干减轻。加威灵仙以助宣泄，以芦根取代葛根，其养胃阴同时具中空宣通之气。

三诊　2月17日患者复诊诉症状改善不明显。

处方　桃仁 15克　　红花 8克　　　生甘草 10克　　桔梗 10克
　　　　生地黄 12克　当归 15克　　玄参 20克　　　柴胡 10克
　　　　枳壳 12克　　赤芍 10克　　香附 12克　　　芦根 10克
　　　　7剂

分析　以利水消肿为主治疗无效，说明患者肺经水气基本消除，已经不再是主要矛盾。因此，治疗重点转为活血化瘀为主。以会厌逐瘀汤为主，加香附理气，芦根养胃阴兼能通气。

2月25日患者复诊诉症状继续好转。去芦根，加细辛10克，益母草10克。此后按此思路用药，症状逐渐好转。

分析　声带气血郁滞减轻，血脉通畅，则津血能循经络血脉运行而不外溢，因此声带红肿能逐渐减轻，声嘶逐渐好转。加细辛和益母草则是为了温消少阴寒水，以助消除声带肿胀。

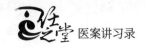

评注

许多声带急慢性良性病变和子宫内膜息肉、子宫肌瘤一样，都是黏膜局部损伤后导致血瘀引起的。因为黏膜为里之表，为太阳膀胱经所主，是水气运行外散之处，因此黏膜脉络血瘀后，多水瘀同时为患，这是人体与外界相通的黏膜病变的中医病理特征之一。而声带早期的急性炎症，多以水肿为主，中期可能水瘀并重，后期多以痰瘀为主。明白了这个道理，对于声带良性病变的治疗，自然就能心中有数了。

五十四、胸部气窜痛（经络损伤）

基本情况　申某，男，51岁，湖北十堰人。

主诉　双侧胸部窜痛反复发作二十余年。

病史　患者1987年因为上腹部疼痛于当地医院就诊，诊断为胆囊炎，遂行手术切除胆囊，术后上腹部疼痛消失，但不久后出现双侧胸部刺痛不适，疼痛位置走窜不定，发作无定时。于当地医院检查未见明显异常，予中西药治疗（不详）效果不明显。二十余年来，疼痛反复发作。

现症　双侧胸部刺痛，疼痛走窜不定，无胸闷心慌心悸，无咳喘，纳眠二便无异常。

舌象　舌质偏暗，苔白腻。

脉象　双关脉郁涩。

处方

红藤 20克	香附 12克	地龙 15克	砂仁 8克（后下）
三七 10克	威灵仙 15克	红参 30克	银杏叶 30克
首乌藤 20克	合欢皮 20克	生姜 15克	大枣 5枚
丝瓜络 15克	橘络 15克	火麻仁 20克	猪甲 10克

3剂

分析　此案病机当为手术损伤血脉经络，以致瘀血停留，气不归经。

涩脉在临床上既可以由气血运行不畅引起，也可由精血亏少引起。张山雷在《脉学正义》有云："涩脉，只有涩滞一义，状其来去之限，不系乎形体之大小虚实，故血少而脉涩，则形细，湿阻而脉涩，则形不细。"该患者双关脉郁涩，结合手术病史，以及胸部走窜刺痛的特征可判断病机为经络血脉损伤，瘀阻气血。血脉经络损伤，导致气血运行受阻，不通则痛，故患者见胸部刺痛；导致气血运行紊乱，故患者疼痛走窜不定。患者手术后虽然伤口愈合，但是内部的经络血脉损伤却未能完全修复，导致血脉不畅则为瘀血，津液不行则为痰湿，经络不通则气不归经。因此治疗思路上要先把停留的瘀血痰湿祛除，再将血脉经络接通，最后把气血理顺，使各归其所。

方中三七及红藤均为跌打损伤要药，两者合用化瘀血，通血脉。其中三七为治疗各种损伤导致瘀阻经络血脉的要药，它尤其长于化开经络血脉、五脏六腑的陈旧瘀血，患者二十余年旧瘀，非此不化；红藤化瘀通络，长于修复经络血脉，且其味涩，性下沉，与火麻仁、猪甲同用能将化开的瘀血和痰湿等垃圾收集在一起后通过肠道排出体外；威灵仙能宣通五脏，祛各种风水痰湿，新旧积滞，其力猛，其功神，配合红藤、猪甲、火麻仁外疏内泄，能迅速将"战场"打扫干净；地龙断而能再生，具有很强的修复能力，张锡纯认为其是治疗经络神经损伤必用之药，用以修复大的经络；丝瓜络及橘络脉络细且多，用以修复小的经络；经络血脉修复后，以砂仁理气和中，引气归经；以香附为血中气药，导血行脉中；首乌藤、合欢皮理气通络；大枣、生姜调和气血阴阳；红参、银杏叶配猪甲、火麻仁能强心之力，通心之脉，从而推动血脉气血运行，促进修复。

用砂仁、红藤、香附、地龙、三七、丝瓜络、橘络为基础加减，是老师自创的方子。临床上，凡是见手术后或者外伤后或者生闷气后，出现走窜不定的刺痛或者胀痛的，用这个方子加减治疗，效果都很好。

二诊 患者3天后复诊，诉服第一剂药时觉胸部刺痛加重，服第二剂后疼痛就开始比原来减轻了，第三剂药吃完后胸部就基本不痛了。

处方	红藤 20克	香附 12克	地龙 15克	砂仁 8克（后下）
	三七 10克	威灵仙 15克	红参片 30克	银杏叶 30克
	首乌藤 20克	合欢皮 20克	生姜 15克	大枣 5枚
	丝瓜络 15克	桔梗 10克	火麻仁 20克	猪甲 10克

3剂

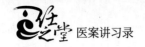

分析　开始服药出现疼痛加重，是损伤处血气运行的表现，患者服药效果明显，原方基础上改橘络为桔梗以引药上达。

以后约 1 个月内患者因其他不适间断回来就诊，胸部刺痛未见发作。

评注

这种经络损伤的情况在临床上常见于手术后，外伤后，甚至在生闷气等剧烈情绪波动后也可出现。在任之堂时不时就会有这样的患者。这种患者虽然经络损伤了，但是用现代科技手段却是无法检查出来的。因此，西医对这种疾病无法诊断，亦无从下手治疗。而应用中医理论按上述思路指导用药都能取得良好疗效。这从侧面证明人体经络是确实存在而不是虚构的。若医生们能将这一理论思想结合于患者手术后的治疗中，必能提高疗效，促进康复。

五十五、记忆力下降（肾精亏虚）

基本情况　朱某，男，43 岁，山东人。

主诉　记忆力下降逐渐加重 3 年，伴腰酸 1 年。

病史　患者 11 岁时曾因不明原因的右肾严重炎症而昏迷住院，住院期间大量使用抗生素及激素，出院后半年内持续存在蛋白尿，后经中医治愈（具体不详）。14 岁开始睡眠差，多梦。工作后经常坐在办公室里，运动少，抽烟喝酒多，经常熬夜，而后出现脱发以及性功能下降。约 5 年前开始出现尿频急、无力，尿不尽，尿中带白浊症状。患者均未予重视。2010 年，患者开始出现记忆力下降并逐渐加重，最近 1 年出现腰骶部酸胀无力。遂于 2013 年 11 月 10 日来任之堂就诊。

现症　记忆力差，头部胀闷不适，觉头部空洞感，看完东西马上忘记，眼干涩酸胀，觉胸背部虚弱，无力挺直，腰骶部酸而困重，下唇皮肤绛红干燥，胃纳可，胃无不适，大便日一行，顺畅，小便白浊、频急、无力，尿不尽，睡眠差，多梦，睡觉醒来后仍疲乏，头发稀少。

舌象 舌淡白，双侧有齿痕，苔薄黄。

脉象 双寸关脉浮取弦，按之细弱，双尺脉陡然下降，重按若无。双手脉势上越。

处方

枸杞子 15克	菟丝子 15克	覆盆子 15克	五味子 5克
车前子 15克(包)	红参 20克	麦冬 10克	竹茹 30克
绿茶 3克	巴戟天 15克	肉苁蓉 15克	制首乌 20克
木香 15克	6剂		

分析 此案病机当为肾虚髓海空虚，虚火上亢。

双尺脉陡然下降，重按若无提示肾精亏虚严重；双手脉势上越及双寸关浮取弦提示虚火亢逆于上。患者儿时有严重肾病病史，肾气已经比常人不足，加之工作后又经常熬夜，是雪上加霜，导致肾精亏虚逐步加重而出现各种症状；肾精亏则须发不荣则发脱而少；肾虚气化不足故见尿频急、无力、尿不尽；固摄无力精微外泄故见尿中带白浊；脑为髓海，肾精衰久则髓海空虚失养，故见记忆力下降，头部空洞感；精不足则亢火无制，气不足则固摄无权，因而虚火上越，充于脑部，故见头部胀闷不适；督脉行于后部正中，肾虚则督脉亦弱，上举无力，故见胸背虚弱，无力挺直；脾主下唇，肾虚不能濡脾，故见下唇绛红干燥；夜晚阳气下潜，犹如龙入于海，于是心肾交平，火蒸于水，精气育化，由此入夜能安睡，而醒后神清气爽；患者肾精亏虚，不能涵火，故而眠差多梦；虽眠而水火不能交平而育化精气，故醒后仍疲倦。

治疗以益肾精，平亢火为法。以五子衍宗丸（菟丝子、五味子、车前子、枸杞子、覆盆子）补益肾精。用巴戟天、肉苁蓉、何首乌同用两阳一阴取象于离卦，像于水中之火，共用能平补肾阳；用生脉饮（红参、麦冬、五味子）益气生津；用绿茶、竹茹除脑中虚热，且竹茹得竹挺直中空之气，与冲脉气化相通而能通降一切逆气亢火，其与红参同行，还能引红参补益之力直入肾中而补元气，与张锡纯用人参加代赭石补益元气意义相同；以木香行三焦气机，使补而不滞。

二诊 11月15日患者复诊，诉记忆力仍差，腰骶部酸重感减轻，下唇红绛减轻，眼仍干涩，但酸胀好转，小便无白浊了，尿量亦增多，睡眠质量好转，醒后疲乏减轻。

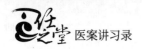
处方 枸杞子 15克　覆盆子 15克　五味子 5克　制首乌 20克

车前子 15克（包）红参 20克　麦冬 15克　竹茹 30克

茯神 25克　肉苁蓉 15克　木香 12克　桂枝 12克

7剂

分析　汪韧庵云："治健忘者必交其心肾，使心之神明下通于肾，肾之精华上升于脑，精能生气，气能生神，神定气清，自鲜遗忘之失。"方中加桂枝、茯神、麦冬相配以补心，取其象于离卦。则离火下照，坎水上养，阴阳运化，肾精乃生。去巴戟天者，不欲过于偏温。去菟丝子者，不欲过于固敛。

评注

阴阳互根，不能分离。人的各种思维活动，包括记忆都属于阳，乃为阳中之阳，因其为心所发出。而肾精则为阴中之阴。阳中之阳与阴中之阴相互依存，因此思维必须依赖于肾中精气。佛经讲"持戒生定，因定生慧"，就是因为"定"中能养育肾精，肾精充盛，思维通达无碍而成大智慧，能明一切理，能行一切技巧。《黄帝内经》中"肾者，作强之官，伎巧出焉"，讲的就是这个道理。因此，很多记忆力下降的病证都和肾精不足有关系。治疗这种类型的记忆力下降，大方向要从补益肾精入手。

但肾精耗伤容易，补养却很难。因为人在生活中，各种情欲、各种劳损，甚至许多饮食都能损伤肾精。而各种虚亢、郁热尤能吸烁肾精，甚至扰动相火引起性冲动。故而补益肾精时，须补而不能过热，以免生亢火。本病例经过第一诊肾精得到补充后才开始补心，且减去巴戟天，就是这个原因。同时又不能过于壅滞，以免产生郁热。本病例中用木香以及二诊减去菟丝子也是这个道理。

五十六、背胀痛（湿阻阳郁）

基本情况 黄某，男，48岁，武汉人。

主诉 上背部胀痛5年余，头上长疮3年。

病史 患者平素爱吃辣椒及水果。2009年患者上背部开始出现胀痛不适，在当地门诊拔火罐治疗，背部拔出黄浊污水后症状减轻，但此后时有反复。2011年患者头皮上开始长红疮，有凸起的脓点，不痒，但时有疼痛不适，且症状持续。遂于7月12日前来就诊。

现症 上背部胀痛，伴有胸闷。头部有散在红色疮点，部分有脓头。痰多，胃纳可，吃凉东西则胃不舒服。大便黏而不畅，日行一次，肛门潮湿而痒。平时出汗少，汗后则觉身体舒服。

舌象 舌质淡，舌苔黄腻，舌尖红。

脉象 双脉上越，左寸脉不畅，左关脉郁滑，右关脉偏濡。整体脉气疲怠。

手诊 指甲颜色泛红，月牙尖而大。

处方

苍耳子 30克	乌梢蛇 30克	生乳香 8克	羌活 5克（后下）
珠子参 15克	炙甘草 8克	生没药 8克	薄荷 6克（后下）
连翘 20克	丹参 50克	柴胡 8克	3剂

分析 此案病机当为热郁不发兼有湿浊内停。

患者平素爱吃辣椒，辛辣之气太过则引动阳气上行宣发。平素多吃水果，水湿之气太过则伤阳气而生湿浊。这些生活习惯容易导致气血上越以及湿浊内停。阳气上越带动湿浊循督脉上行，在背部及头部被湿气郁闭不能宣发，故而导致疾病的发生。患者指甲月牙尖而大，结合双手脉上越，提示气血上逆不降；左寸脉不畅，提示患者气血虽然上越，但却在头胸部流通受阻；患者指甲颜色泛红，结合左寸脉不畅，左关脉郁滑提示阳气上升受阻，郁困化热，背部阳气不通，因此患者觉得背部胀痛不适；头部阳气郁久则化生热毒，故头皮长疮起脓；浊气上逆不降，故见胸闷、痰多；湿浊内停，故大便黏，肛门潮湿。

方中苍耳子及乌梢蛇通督脉阳气，祛肩背及头部风湿。珠子参、连翘、柴胡、薄荷、丹参共用透发郁热。乳香、没药活血消肿，祛腐生肌，善治各种疮肿。无论是脸上痤疮，还是躯干肢体的疮肿，只要疮色红，疮形肿，老师都会随手用上这个药对。羌活升阳透湿。炙甘草解疮毒，和药性。

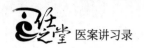

二诊 7月29日患者复诊，诉头部红疮明显减少，背部疼痛也有减轻。但仍有胸口闷，大便黏。

处方 肠六味_{（火麻仁20克，猪甲5克，艾叶5克，苦参5克，鸡矢藤30克，红藤20克）}

生大黄 10克	威灵仙 30克	柴胡 10克	黄芩 15克
葛根 30克	法半夏 30克	珠子参 15克	鬼针草 30克
红参片 20克	银杏叶 20克	3剂	

分析 患者背部疼痛减轻，说明督脉阳气已经通畅，头部红疮明显减少，说明头部郁热宣发。仍有胸口闷，大便黏，提示任脉不通，肺胃大肠浊气不降。所以治疗思路改为降浊为主。用肠六味、大黄、鬼针草、法半夏降六腑浊气；用红参、银杏叶补足心气，增强心脏推动力量，促进排浊；用珠子参、威灵仙透郁热及湿浊外出；再加柴胡、黄芩清少阳热，配葛根升清气，两者于降浊中升清，使得降中有升，升降循环。

评注

该患者头部有湿浊，郁热不宣，肺胃又有浊气不降，我们在选择治疗方案的时候，要注意处理的顺序。应该先宣发头部郁热，再降下肺胃浊气，或者宣降并行也可以。但是最好不要先单独降下肺胃浊气，因为上焦郁热未除，但用攻下，会使得邪气内陷，使得阳气更加郁闭。

五十七、鼻炎（寒湿困阻，阳气不达）

基本情况 婿某，男，30岁，沈阳人。

主诉 喷嚏、鼻塞、流清涕反复发作4年。

病史 患者平素爱吃海鲜。2010年在国外时，突然无原因鼻炎发作，时时喷嚏、鼻塞、流清涕。口服抗组胺药物可控制症状，但会引起鼻腔干燥，嗜睡乏力，且一旦停药症状就会复发。平时闻到粉末如面粉、干姜粉、三七粉等时均易发作。强烈的太阳光刺激时症状加重，阴天时好转。晨起症状发作，而后逐渐缓解。平时一年四季都有症状，但以春季严重。4 年来，反复吃过玉屏风散、生脉饮、麻黄附子细辛汤、补中益气汤等中药汤剂和中成药，但都没有明显效果。于 2014 年 4 月 15 日来任之堂就诊。

现症 怕冷，怕风，易出汗，天气热时出汗多，尤其上半身及头部严重。晨起喷嚏、流清涕，交替性鼻塞。每天都必须依赖抗组胺药物才能控制症状。胃纳可，胃无不适，大小便调，睡眠可。

舌象 舌尖红苔薄白。

脉象 右脉整体浮弦而大，按之却显得濡弱，右寸关脉上越。左寸脉弱不畅。

处方 葛根 20克　　生麻黄 10克　　桂枝 15克　　白芍 15克
泽泻 20克　　滑石粉 15克　　乌梢蛇 30克　　苍耳子 15克
辛夷花 15克　　生姜 15克　　炙甘草 10克　　桑叶 15克

3 剂

分析 此案病机当为寒湿在表在头，阳郁不达。

右脉整体浮弦而大，按之却显得濡弱，右寸关脉上越，提示寒湿邪气在表在上；左寸脉弱而不畅，提示阳气升发受阻，不能畅达于上。患者平素爱吃海鲜，海鲜生活在水底，禀赋湿浊之气，久吃则导致湿毒内生。而后不慎感受风寒，伤于头部，风寒邪气与湿邪相合，黏腻留恋不去，故而导致疾病的发生。患者每次症状发作，其实都是体内阳气升发，与头部寒湿邪气斗争，祛邪外出的表现。故而早晨阳气升发时症状发作，晨后阳气逐渐旺盛，得以冲过寒湿，到达鼻窍，故早晨后逐渐可缓解。春季万物复苏，人体阳气亦随之疏发，故而春季亦加重。强烈的阳光突然刺激，也可引动阳气向上向外发出，故而也可引起症状发作。使用抗组胺药物抑制组胺释放，实际上是抑制阳气与寒湿的抗争，只是妥协的权宜之计，且使用同时必然也会抑制阳气向头部的供应，故而抗组胺药常常引起头昏沉、口干、鼻腔干燥、嗜睡乏力等副作用。湿邪黏腻，容易使各种细小粉尘等刺激物停聚在鼻腔黏膜，导致阳气被激发排邪，故而症状也发作，道理就像气管上的异物会引起咳嗽反应一样，因此，此类患者对粉尘等刺激因素特别敏感。《金匮要略·痉湿暍病脉证治》中有："湿家，其人但头汗出，背强，欲得被覆向火。"指出寒湿遏抑阳气，阳气不能畅达，故而向上发越，因此患者天热时汗多，且出汗以头部及上半身为主。这里提示我们，临床那些只有头颈部出汗的情况，大多都和湿气有关系。阳气遏抑，不能畅达温养肌表，故患者怕冷。《金匮要略·痓湿暍病脉证治》还指出："湿家病，身上疼痛，发热，面黄而喘，头痛鼻塞而烦，其脉大，自能饮食，腹中和无病。病在头中寒湿，故鼻塞。"直截了当地告诉我们湿困头部，阳气不能到达鼻窍，是导致鼻塞发生的原因之一。这就提示我们，不管什么样的鼻炎，治疗的核心思想都是要引阳气到达鼻腔。

方中以葛根汤（葛根、麻黄、桂枝、白芍、大枣、生姜、炙甘草）为主升阳散寒除湿；苍耳子、乌梢蛇与葛根同用散腰背及头部寒湿，升督脉阳气，使阳气能到达鼻腔；苍耳子、辛夷花解表除湿，并引阳气达于鼻窍；泽泻、滑石泄水湿，除烦热；桑叶除肺表中热。

4月18日患者复诊，诉鼻部所有症状均消失，不吃抗组胺药物也不会发作，不怕风了，仍怕冷。

评注

慢性鼻炎患者在日常生活中很常见，西医治疗以口服抗组胺药物，鼻外用激素及黏膜收缩剂为主。但是抗组胺药及激素都是通过抑制机体免疫反应来控制症状的，这种姑息养奸的方法，显然达不到治愈的效果。如果说有人用这些药物治愈了鼻炎的话，我相信，那一定是在药物控制症状的期间，机体自我修复的结果，而不是药物的作用。而鼻黏膜收缩剂副作用大，久用会引起黏膜反应性降低，甚至萎缩。尤其现在市面上常用的羟甲唑啉及萘甲唑啉类鼻腔外用药，它们都是拟肾上腺素药物，收缩黏膜血管力量强大。患者一用就能缓解鼻塞症状，但是这类药物副作用非常大，且会产生依赖性，用的次数多了，鼻腔血管硬化，没有了收缩能力，效果会慢慢下降甚至无效，这时候再用其他药物也没有用了。这种患者我在临床上见得太多了，治疗起来非常困难。西医还曾用过切断鼻腔副交感神经这种"自残"的方法来治疗鼻炎，结果也是因为疗效不确定，不了了之。后来兴起用过敏原进行脱敏法治疗，用逐渐加量过敏原刺激的方法，来诱导人体的免疫反应。这个思路和中医提升督脉阳气颇有相似之处，但是有的患者有效，有的无效。而且，脱敏治疗花费金钱和时间都巨大，整个疗程下来，动辄上万，且要连续数年。最后，实在是什么办法都用尽了，西医就会把鼻甲切掉一部分，让鼻腔通畅些，这种方法当然短期有效，但是不能解决复发的问题，而且由于手术切除鼻甲过多导致萎缩性鼻炎的也时有发生。

所以，我个人认为西医治疗慢性鼻炎，只能控制症状，要想真正把鼻炎治好，还是要用中医的方法才行。

而中医辨证治疗慢性鼻炎，以我个人经验来说，效果还是很不错的。慢性鼻炎证型多样，有的用桂枝汤可愈，有的用麻黄汤可愈，有的用小青龙汤可愈，有的单纯用八珍汤也能治愈。但若是久治不愈的患者，通常都是风寒湿阻滞，阳气由督脉上升受阻，清气不能到达鼻腔导致的。就如本例患者就是非常典型的风寒湿型，临床若碰到症状与其相似的患者，不妨参考本案治疗思路用药。

五十八、阴梦（浊气凌心）

基本情况　杨某，女，67岁，湖北十堰人。

主诉　阴梦多2年余。

病史　患者自2年前老伴去世开始一直做阴梦，梦中都是过世的人。曾在当地中医门诊就诊，予补气温阳类中药口服，吃药的时候阴梦症状可以缓解，但停药又发作。

现症　胃纳可，胃受凉则腹痛即泻。咽喉异物感，有痰难出。口臭，口苦，口干。睡觉时流涎，色粉红。心烦，怕热，想打人。时有头晕发作，发作时感天旋地转，伴有胃不适欲呕吐、乏力等。腰背及脖子痛。眼睛白睛有红丝，眼睛溢泪。冬天怕冷，脚捂不暖。大便三四天一行。小便黄。

舌象　舌淡胖，舌尖红。

脉象　右寸关脉上越，偏大而亢，右关尺间浮取紧，沉取有力；左寸脉沉细，左关脉郁。双尺脉沉细弱。脉象整体沉细迟弱。

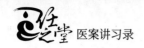

手诊　手心手背均热，手掌红，指甲泛红，指背青筋隐隐。十指指节及掌腹肌肉有胀满感，十指下腹偏胖大。

处方　柴胡 10克　　　桑叶 25克　　　　　珠子参 15克

肠六味 (火麻仁20克，猪甲5克，艾叶5克，苦参5克，鸡矢藤30克，红藤20克)

枳实 15克　　　竹茹 20克　　　威灵仙 15克　　　大黄 15克

黄芩 10克　　　蒲公英 30克　　桂枝 20克　　　　炙甘草 20克

羌活 5克　　　川芎 10克　　　葛根 20克　　　　红参片 15克

3 剂

分析　此案病机当为肠道不通，浊与热郁于肺与大肠；心阳不振，浊热与水邪上泛凌心。

左寸脉沉细，右脉关尺间浮取紧，沉取有力，提示寒气郁闭肠道，肠道不通，浊气停留郁久化热；十指指节及掌腹肌肉有胀满感，十指下腹偏胖大，这是浊气停留的表现；手心手背均热，手掌红，指甲泛红，这提示内有郁热；指背青筋隐隐，提示督脉不畅，阳气不宣；右寸关脉上越，偏大而亢，提示肺胃气机不降，虚火及浊气上越；双尺脉沉细弱提示肾虚；脉象整体沉细迟而弱，提示阳气亏虚。

患者脾胃肠道虚寒，故睡觉流涎，胃受凉则腹痛即泻；寒凝肠道则浊气停留，故大便三四天一行；肠腑气机不通，肺胃浊气不降，故见咽喉异物感，口臭；浊气郁久化热，故见心烦、怕热、想打人；心阳不足，下焦阴气来犯，故见阴梦；胃中寒水凌心，故时有眩晕发作；阳虚膀胱经水气温化不足，故见腰背及脖子痛。

治疗用红参、桂枝、炙甘草温补心经阳气，益火之源，以消阴翳；用葛根、川芎、羌活升清阳，三者都能改善心、脑的血流灌注，引红参、桂枝、炙甘草温补之力上行心脑。这两组药物老师经常搭配用来治疗阴梦多的患者，疗效确切。用桑叶清肺与大肠之热；用柴胡、黄芩、枳实、竹茹、蒲公英清肝胆郁热；用珠子参、威灵仙、肠六味通肠泄浊。

患者 3 天后复诊，诉阴梦基本上没有了。其他口臭、心烦、怕热等症状也明显减轻，此后陆续复诊，阴梦均无再发作。

评注

人身气血贵在流通。因为寒气收引，导致肠道不通，浊气内留，化生热邪，从而出现虚寒证和内热证同时存在，这种情况现在是相当多见的。"胃为十二经之海"，十二经浊气都须通过胃气下行，而胃与肠道相通，由此可知肠道是排浊的重要器官。肠道受寒，五脏六腑代谢的垃圾排出就会受到影响，日久不仅会化生热邪，更是导致各种恶性肿瘤的重要原因之一。我们一再向患者强调少吃冰冻寒凉，少吃水果，平时在家里也要穿拖鞋，不要光脚丫，也就是这个原因。

五十九、血小板减少（气阴两虚）

基本情况　胡某，女，50岁，河南南阳人。

主诉　血小板持续减少3月余。

病史　患者平素脾胃功能差，经常胃胀，且体质弱，容易感冒。2014年2月初，患者开始出现脖子两侧甲状腺位置疼痛不适，稍肿胀，疼痛持续，按压时明显，并无发热。患者当时未予处理。4月份开始出现夜晚发热怕冷，在当地门诊诊断为感冒、咽炎等。服药后发热及脖子两侧疼痛症状可缓解，但停药后即发作。患者到当地医院就诊，行检查发现 T_4 升高（为16.7nmol/L，正常为13.00nmol/L），TSH、T_3 正常，诊断为甲状腺功能亢进。予金莲花胶囊、他巴唑、心得安、谷维素等口服，服药后症状得以控制。但药后出现全身无力，身体困痛，手麻而僵硬，怕冷，胸闷等不适。5月份复查甲状腺功能，发现甲状腺功能减退，查血常规提示血小板降低到 91×10^9/L（正常为 100×10^9/L $\sim 300 \times 10^9$/L），遂停药。10天后患者再复查，血小板继续降至 80×10^9/L。7月13日再检查甲状腺功能恢复正常，但血小板仍持续下降至 33×10^9/L，7月21日则降至 24×10^9/L。遂于7月23日来任之堂就诊。

现症　身困乏力，怕冷，胸闷气短，喉咙有痰。胃胀，纳差，大便稀溏，小便色黄，尿无力，白带多。腰酸，手脚凉而发麻。嗜睡，多阴梦，右大腿内侧出现青紫色斑点，伴里有隐隐黑点。

舌象 舌质淡，舌苔微黄腻。

脉象 脉整体细而无神，双关稍大，双尺脉明显下沉。

手诊 十个手指指甲颜色淡白无华。

处方 党参 30克　　茯苓 20克　　炒白术 20克　　炙甘草 8克

　　　　熟地黄 30克　杜仲 20克　　川断 20克　　花生衣 30克

　　　　红参 10克　　川芎 10克　　当归 15克　　补骨脂 10克

　　　　白芍 15克　　菟丝子 15克　红景天 20克　　3剂

分析 此案病机当为精血不足，阳气损伤，固摄无力。

脉整体细而无神，十个手指指甲色白无华，提示阳气不振，精血不足。在脉细无神的基础上，双关脉稍大、双尺脉明显下沉反映的是患者平素即有脾胃虚弱、肾精不足。

也许有的人会问："脉有神无神具体是怎样的呢？"有神就是脉摸起来和缓中又蕴含力量，给人一种从容不迫的感觉，一种有生机的感觉。如果脉摸起来疲弱无力，脉气中缺乏一股向上的动力，就像一个万念俱灰的人一样，我们就称其为无神脉。

还有的人会问："那是不是说脉有力就是有神呢？"

当然不是。脉有力又有从容之意，才能叫神。如果脉有力，摸起来弦劲搏指，缺乏柔和从容之意，那是邪气太盛导致的，就不能叫有神了。脉有神具体是怎样只能意会，难以言传。清代学者周澄之在《脉义》一书中讲得比较好，他说，脉神不可言，请言其意可乎？其来也，浩然可见，无怠缓模糊，亦无迫急不安之态；其去也，坦然而隐，非涣漫不收，亦无应指即散，不见其去之形，则指下即令无力，来去即不能从容如一，形态即不能柔和，而其神固跃然自在也。

从西医的角度来分析，这个患者具有急性发病，甲状腺肿大、疼痛以及发热的特点，应为亚急性甲状腺炎。目前认为该病与病毒感染有关，有的患者出现甲状腺功能亢进，主要是由于T淋巴细胞破坏了甲状腺滤泡，导致大量的 T_3 和 T_4 释放入血所致，通常持续 3～4 周甲状腺储备耗竭时甲亢终止。而后 90% 以上的患者病情逐渐缓解，甲状腺功能亦能恢复正常，但有 5%～10% 的患者会发生永久性甲减。

该患者可能是因为过量使用抗甲状腺药物（他巴唑），从而导致甲状腺功能减退以及骨髓抑制，引起血小板持续减少。而从中医的角度来看，脖子两侧为手足阳明经及手足少阳经所过。患者素有脾胃虚弱，体质较差，容易感冒。因病毒感染引起外感邪气入于少阳阳明两经，郁而化热导致甲状腺肿痛。治疗当以大柴胡汤清少阳阳明郁热，加桂枝汤温壮脾胃，补虚扶正，以助祛邪外出。而患者所用的药物（他巴唑、心得安、金莲花胶囊）多能耗伤人体阳气，压抑人体正气。加之少阳阳明热郁不宣，"壮火食气"，吸烁肝肾精气。内外交攻之下，患者肾精更亏，阳气衰疲，肾气无力生发，亦无力固摄营血，因而发病。

身困乏力，怕冷，胸闷气短，嗜睡多阴梦，这些都是心阳衰弱，温煦不足的表现；胃胀，纳差，大便稀溏，是脾阳虚无力运化的表现；尿无力，白带多，是肾阳虚，气化失职的表现；大腿内侧出现青紫色斑点，伴里有隐隐黑点，是肾虚固摄无力，血溢脉外的表现。

治疗用八珍汤（党参、茯苓、白术、炙甘草、熟地黄、川芎、当归、白芍）补益气血；用红参、红景天温补阳气；用杜仲、川断、补骨脂、菟丝子补益肾精；花生衣有生血、止血的作用，能促进骨髓制造血小板。

二诊 7月26日患者复诊，诉胸闷气短减轻，其他症状无明显变化。

处方	巴戟天 $_{15克}$	肉苁蓉 $_{20克}$	制首乌 $_{20克}$	黄精 $_{25克}$
	红参片 $_{15克}$	茯苓 $_{20克}$	白术 $_{15克}$	炙甘草 $_{10克}$
	菟丝子 $_{15克}$	补骨脂 $_{10克}$	杜仲 $_{30克}$	红景天 $_{20克}$
	花生衣 $_{30克}$	川断 $_{20克}$	3剂	

分析 患者气血得到补益，所以胸闷气短症状减轻。患者血小板减少其实是由抗甲状腺药物导致的骨髓抑制引起的。从中医角度看，肾主骨髓，这就提示我们治疗骨髓抑制引起的各种疾病都应该从肾入手治疗。一诊方中四物汤（当归、熟地黄、白芍、川芎）善补肝血，补肾精力量却不足。故二诊方中去四物汤，加巴戟天、肉苁蓉、制首乌、黄精补益肾精。其中加巴戟天者，《本草纲目》谓其"治脚气，去风疾，补血海"。《本草乘雅》中指出："草木至冬，莫不随天地气化而藏，独此不凋，与天相戟，当为冬肾之生物也。其精志与骨，咸肾所司，欲其生发者，仗此大有所裨。"说明巴戟天在温补肾精同时还能生

发肾气，对于骨髓抑制导致的各种疾病是最好不过的了。记得有一次我岳母登革热发病，我给她吃中药控制症状后，她仍有身困无力之感，检查血小板显示数量明显减少。于是我在温补肾阳的同时加入了当归、肉苁蓉和巴戟天，结果血小板数量很快就升上来了。不光如此，有的民间老中医就用巴戟天和白蒺藜两味药物治疗慢性肾衰，能取得良好疗效，用的就是巴戟天补益之中还有生发之力，能唤醒肾的气化功能的特点。

三诊 7月29日患者复诊，诉腿凉减轻，右腿内侧紫斑消失，其他各种症状也都随之好转，复查血常规，血小板升至 80×10^9/L。

处方 巴戟天 15克　　肉苁蓉 20克　　制首乌 20克　　黄精 25克

红参片 15克　　茯苓 20克　　白术 15克　　炙甘草 10克

菟丝子 15克　　补骨脂 10克　　杜仲 30克　　红景天 20克

花生衣 30克　　川断 20克　　黄芪 30克　　3剂

分析 肾精补足，气化有力，故而症状能减轻。此后患者继续服药，2周后复查血小板为 160×10^9/L。

📖 **评注**

《素问·异法方宜论》说："其病生于内，其治宜毒药。"其把我们平时用于治病的药物称之为"毒药"，可见古人对药物的偏性有很清醒的认识。我们应用药物治病，其实就是以偏纠偏的过程。所以，不管是什么药物，使用不当，都会对人体产生伤害。俗话说得好："用药得当，砒霜也可救人，用药不当，人参也能害命。"而相对于中药而言，误用、滥用西药对人体的伤害则更为普遍，更为严重。该患者显然就是因为过度使用抗甲状腺药物，导致骨髓抑制而发病的。明白这一点，就能帮助我们确定补益肾精、升发肾气这个治疗的关键点。

六十、痘疹（风寒郁闭痰湿）

基本情况 宋某，女，27岁，十堰人。

主诉 脸上起白色小疹点一个半月。

病史 患者长期在夜晚吃水果、玩手机，且性格急躁。4月份患者因白带多而黄在当地医院就诊，诊断为霉菌性阴道炎，予以清热及补益气血药口服，出现了咽喉肿痛的症状，后予菊花、栀子花等泡水喝，反而出现了月经提前，而白带无好转。由于工作原因，上班的时候经常会被空调直接吹到。7月初开始出现脸上起白色疹点，到当地医院就诊，予药物内服外用，效果不明显。遂于9月1日来任之堂就诊。

现症 脸上长白色小芝麻状疹点，不痛不痒，亦无胀感。胃纳一般，无不适，口臭，烦躁易热，但又怕冷。月经提前，色暗有血块，经前腰痛，小腹有下坠感。白带多而黄。眼睛干涩，睡眠尚可，大便调，小便偏黄。

舌象 舌边尖红，苔薄白。

脉象 双脉上越。右寸脉浮弦而紧，左寸脉弦。双关脉郁大而滑，双尺脉沉细明显。

手诊 十个手指指甲均无月牙。

处方 苏叶 5克　　生麻黄 10克　　茯苓 30克　　白芥子 15克
　　　　玛卡 10克　　杏仁 10克　　桂枝 15克　　炙甘草 8克
5剂

分析 此案病机当为风寒闭表，郁闭痰湿。

右寸脉浮弦而紧提示风寒侵袭肺表；双关脉郁大而滑，提示痰湿内盛；双手脉上越而双尺脉沉细，提示气亢于上而不足于下；双尺脉沉细明显以及十个手指指甲均无月牙，提示肾精不足。患者本来气机上越，痰湿浊气上壅不降，加之上班经常被空调吹到，风寒之气侵袭肺表，导致痰湿郁闭，因而发病。平素经常吃水果，则伤阳生湿。水湿下趋，但肾气不足，无力运化，日久必会导致白带疾病，加之心肺火迫，故患者白带多而黄。这也是导致妇科炎症以及肿瘤的重要原因之一。经常玩手机，用眼过度，则耗伤阴精，故见眼睛干涩；气逆浊气不降，故烦躁易热、口臭；肾精不足，故而怕冷。从疹的颜色形态来看，疹色白而不红，提示为单纯的风寒而未化热。疹突起如芝麻状，说明是风寒郁

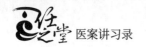

闭痰水导致。所以，经验丰富的医生，单靠望诊就知道是怎么回事了。老师诊治这名患者的时候，还没有进行脉诊，处方就已经脱口而出了。

处方以麻黄汤加苏叶解表散寒除湿；加玛卡补益肾精；加茯苓、白芥子化痰。其中茯苓生于松根之下，具土之气而能化痰水，具木之气而能疏泄，其味淡而能渗利，其色白而能入肺，生于树根而又能下行。因此，茯苓长于化周身痰水为津液，而后输布三焦，再从小便而出。白芥子长于化皮下痰结。朱丹溪谓："痰在胁下及皮里膜外，非此不能达行。古方控涎丹用之，正此义。"患者吃完药后复诊，脸上疹点基本没有了。

评注

这名患者发病由空调而起。夏季天气炎热，人们常常会贪图空调冷气，往往会在不知不觉中对身体造成伤害。为什么这么说呢？

《素问·四气调神大论》云："夏三月，此谓蕃秀。天地气交，万物华实，夜卧早起，无厌于日，使志无怒，使华英成秀，使气得泄，若所爱在外，此夏气之应，养长之道也。"又云："夫四时阴阳者，万物之根本也。所以圣人春夏养阳，秋冬养阴，以从其根，故与万物沉浮于生长之门，逆其根则伐其本，坏其真矣。"

所谓"春夏养阳"指的是春夏要培护阳气，令其生长宣发，勿令闭郁，勿刑以寒湿，且春夏阳气得其用，则能将人体寒湿邪气顺势外排。如果在夏天贪图冷气和冷饮的话，则阳气受损，不能宣发，寒浊内留，这是损伤精气的行为啊！而如果我们能在夏天补足正气的话，体内正气就能顺阳气宣发之势把身体陈旧寒湿邪气排出，这就是三伏天进行天灸对很多虚寒性疾病有良好疗效的原因。所以，从这个角度来说，一年四季季节更替，对于我们人体来说，本来就是一剂大药。若我们能顺四时规律生活，则能受自然之养，同时也能调身体之病。